体腔热灌注治疗
科普教育手册

主 编 崔书中 巴明臣

U0212490

人民卫生出版社
·北京·

图书在版编目（CIP）数据

体腔热灌注治疗科普教育手册/崔书中，巴明臣主编. —北京：人民卫生出版社，2020.12
ISBN 978-7-117-31201-1

Ⅰ.①体… Ⅱ.①崔…②巴… Ⅲ.①肿瘤-药物疗法-手册 Ⅳ.①R730.53-62

中国版本图书馆 CIP 数据核字（2021）第 018655 号

| 人卫智网 | www.ipmph.com | 医学教育、学术、考试、健康，购书智慧智能综合服务平台 |
| 人卫官网 | www.pmph.com | 人卫官方资讯发布平台 |

体腔热灌注治疗科普教育手册
Tiqiang Reguanzhu Zhiliao Kepu Jiaoyu Shouce

主　　编：崔书中　巴明臣
出版发行：人民卫生出版社（中继线 010-59780011）
地　　址：北京市朝阳区潘家园南里 19 号
邮　　编：100021
E - mail：pmph @ pmph.com
购书热线：010-59787592　010-59787584　010-65264830
印　　刷：北京盛通印刷股份有限公司
经　　销：新华书店
开　　本：710×1000　1/16　印张：12
字　　数：196 千字
版　　次：2020 年 12 月第 1 版
印　　次：2021 年 3 月第 1 次印刷
标准书号：ISBN 978-7-117-31201-1
定　　价：62.00 元

打击盗版举报电话：010-59787491　E-mail：WQ @ pmph.com
质量问题联系电话：010-59787234　E-mail：zhiliang @ pmph.com

《体腔热灌注治疗科普教育手册》
编写委员会

主　编　崔书中　广州医科大学附属肿瘤医院
　　　　　　巴明臣　广州医科大学附属肿瘤医院

副主编　郭春良　中国人民武装警察部队特色医学中心
　　　　　　钟惟德　广州市第一人民医院
　　　　　　吴印兵　广州医科大学附属肿瘤医院
　　　　　　黄狄文　广州保瑞医疗技术有限公司
　　　　　　唐鸿生　广州医科大学附属肿瘤医院

编　委（以姓氏笔画为序）
　　　　　　丁丹丹　广州医科大学附属肿瘤医院
　　　　　　王　斌　广州医科大学附属肿瘤医院
　　　　　　巴明臣　广州医科大学附属肿瘤医院
　　　　　　卢家玲　广州医科大学附属肿瘤医院
　　　　　　冯　忻　广州医科大学附属肿瘤医院
　　　　　　吕晓刚　广州医科大学附属肿瘤医院
　　　　　　阮　强　广州医科大学附属肿瘤医院
　　　　　　杨贤子　广州医科大学附属肿瘤医院
　　　　　　吴印兵　广州医科大学附属肿瘤医院
　　　　　　邱　力　广州医科大学附属肿瘤医院
　　　　　　何诗雅　广州医科大学附属肿瘤医院
　　　　　　张本源　广州医科大学附属肿瘤医院
　　　　　　陈　成　广州医科大学附属肿瘤医院

陈思安　广州医科大学附属肿瘤医院
林坤鹏　广州医科大学附属肿瘤医院
罗志明　广州医科大学附属肿瘤医院
罗嘉莉　广州医科大学附属肿瘤医院
钟惟德　广州市第一人民医院
郭春良　中国人民武装警察部队特色医学中心
唐华飞　广州医科大学附属肿瘤医院
唐鸿生　广州医科大学附属肿瘤医院
黄狄文　广州保瑞医疗技术有限公司
萧雪英　广州医科大学附属肿瘤医院
龚远锋　广州医科大学附属肿瘤医院
崔书中　广州医科大学附属肿瘤医院
屠以诺　广州医科大学附属肿瘤医院
董荣福　广州医科大学附属肿瘤医院
谢　旭　广州医科大学附属肿瘤医院
雷子颖　广州医科大学附属肿瘤医院
薛兴阳　广州医科大学附属肿瘤医院

编写秘书　罗嘉莉(兼)　广州医科大学附属肿瘤医院
　　　　　　陈　成(兼)　广州医科大学附属肿瘤医院

主编简介

医学博士,博士生导师,教授,主任医师,广州医科大学附属肿瘤医院院长,广州医科大学肿瘤学系主任。中国抗癌协会常务理事、中国抗癌协会腹膜肿瘤专业委员会首任主任委员,中国医师协会结直肠肿瘤专业委员会腹膜肿瘤专业委员会候任主任委员,中华医学会肿瘤学分会委员。2010 年荣获广东省五一劳动奖章,2010 年当选广州亚运会火炬手,2011 年荣获广州市优秀教师,2012 年荣获广州市"121 人才梯队工程"后备人才,2014 年荣获广州市科技进步奖一等奖(排名第一),2015 年荣获广州市医师奖,2018 年荣获广东省科技进步奖一等奖(排名第一),2019 年荣获第十五届广东省丁颖科技奖,2020 年荣获广州市医学领军人才。主持国家、省部级等科研立项 20 余项,发表学术论文 99 篇,SCI 52 篇,培养硕士、博士、博士后 40 余人,主编专著 1 部。

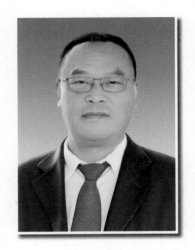

崔书中

主编简介

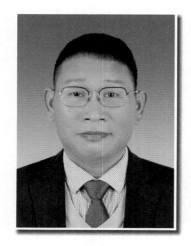

巴明臣

外科学博士,副教授,主任医师,硕士生导师,广州医科大学附属肿瘤医院肝胆肿瘤外科主任医师。广东省抗癌协会热疗专业委员会常委,广州市抗癌协会热疗专业委员会副主任委员。曾获中华医学会科技进步三等奖、广东省科技进步一等奖及广州市科学技术一等奖,成都军区三等科技进步奖,云南省三等科技进步奖,四川省三等科技进步奖。主持及参与了"国家自然科学基金项目、广东省科技计划项目、广州市科技计化项目"等多项重要课题的研究工作,获得国家自然科学基金及省部级科研基金支持20余项。以第一作者身份发表论文100余篇,其中中华系列杂志60余篇,SCI期刊收录25篇。主编或参编专著7部。

副主编简介

硕士生导师,教授,主任医师,技术 4 级（文职二级），现为中国武警特色医学中心肝胆外科学科带头人。解放军第九届医学科学技术委员会普通外科专业委员会常委，解放军结直肠病学专业委员会大肠肿瘤学组常委，武警部队第五届医学专业委员会普通外科学专业委员会副主委，天津市第五届消化内镜学会常委腹腔镜学组副组长，武警后勤学院学报（医学版）常务编委。以第一完成人身份获武警部队及天津市科技进步二等奖各一项，主编出版《肝胆胰系统疾病诊疗路径与设想》。

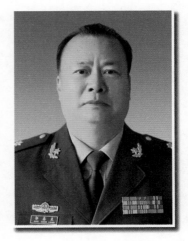

郭春良

副主编简介

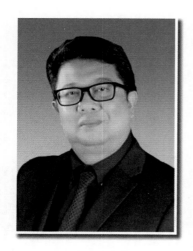

钟惟德

医学博士,博士生导师,二级教授,美国麻省总医院泌尿外科-病理研究实验室兼职副主任,享受国务院特殊津贴专家。专注前列腺癌的精准诊治,构建基于中国人前列腺癌大数据的精准研究平台,研究成果发表于 *PANS*,*Clin Cancer Res* 和 *Cancer Res* 等国际知名杂志。注重创新及成果转化,研发膀胱肿瘤恒温热灌注治疗仪并临床应用,拥有多项国家实用和发明专利。先后主持国家级重点科研项目 11 项,国家自然科学基金 6 项,发表论文近 300 篇,总影响因子 392.609,担任《中华医学杂志》《中华实验外科杂志》,*Mol Med Rep*,*Int J Biol Macromol* 等杂志编委。入选"新世纪百千万人才工程",广州市高层次杰出人才及广州市"121 人才梯队工程"第一梯队的院士后备人选、中国泌尿外科最高荣誉"吴阶平泌尿外科奖"、国家专利技术发明奖金奖、银奖各一项,中华医学科技三等奖一项,广东省市科技进步奖等多项。

副主编简介

医学博士,硕士生导师,副主任医师,广州医科大学附属肿瘤医院外科副主任。长期从事腹部肿瘤外科学的临床、科研和教学工作,任国际肝胆胰协会中国分会肝胆胰MDT专委会委员、中国抗癌协会肿瘤大数据与真实世界研究专委会委员、广东省医学会肝癌分会常委、广东省医师协会肿瘤外科分会委员、广东省临床医学学会肿瘤学专委会委员、广东省医学教育协会普外专委会委员、广东省医师协会分会肝胆数字医学学组委员等。参与国家级课题3项,主持市级课题2项,发表SCI学术论文多篇,擅长肝胆胰、胃肠肿瘤以手术切除为主的综合治疗,腹腔镜微创手术有着较丰富的临床经验;所在崔书中教授团队在腹腔热灌注化疗用于腹膜癌、恶性腹水的研究处于国内领先水平。

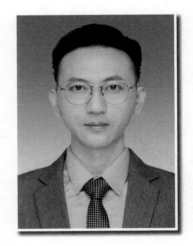

吴印兵

副主编简介

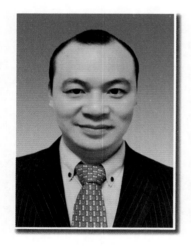

黄狄文

中级电气工程师,广州保瑞医疗技术有限公司总工程师,广东省肿瘤热疗工程技术中心主任,广东省科学技术厅科技咨询专家、广州市科技专家库专家。从事医疗器械的研究开发工作十余年,参与了多项广州市、广东省科技计划攻关项目的研究工作,拥有丰富的行业经验和专业知识。曾荣获广州市科学技术进步奖一等奖、中华医学科技奖三等奖、广东省科学技术进步奖一等奖。

副主编简介

外科学博士,广州医科大学附属肿瘤医院胃肠外科二区暨体腔热灌注治疗中心主治医师。中国抗癌协会腹膜肿瘤专委会副秘书长、广东省抗癌协会肿瘤热疗专业委员会委员兼秘书、广东省精准医学应用学会胃肠肿瘤分会常务委员、广东省健康管理学会肝胆胰微创专委会常务委员、广东省医学教育协会普通外科学专业委员会委员、广东省医学会结直肠肛门外科学分会第三届委员会青年委员。2008 年师从崔书中教授,致力于精准腹腔热灌注化疗技术的临床和基础研究,发表论文 10 余篇。获 2014 年广州市科技进步一等奖、2018 年中华医学科技奖三等奖和 2018 年广东省科技进步奖一等奖。

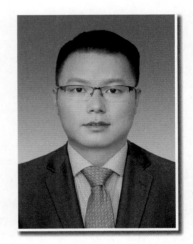

唐鸿生

序

　　"人间正道是沧桑"，人世间正在闻癌色变，近年来癌症的发病率呈持续上升态势，癌症已成为威胁我国人民健康的头号杀手。"兵来将挡，水来土掩"，应对社会和自然界变迁的需求，医学领域出现了：继不同的手术、放疗、化疗及生物治疗后，热疗列为肿瘤治疗的第五大疗法。热疗具有毒性低、损伤小的特点，被称为"绿色治疗"。"问渠那得清如许？为有源头活水来。"中国古代已经有医生使用千金灸治疗"瘰疬"（颈部淋巴结核或肿瘤）。埃及的医学古文书也记载了用加温方法治疗乳腺肿瘤的案例。随着医学理论和技术的蓬勃发展，热疗在肿瘤治疗中的应用越来越广泛。从浅表肿瘤到深部肿瘤，从肿瘤预防到晚期肿瘤姑息治疗，热疗都有其用武之地。

　　"折得一枝香在手，人间应未有。"体腔热灌注治疗是热疗的重要分支。近十几年，对热疗理论和实践的深入探索，促进了国内外恶性肿瘤体腔热灌注治疗临床研究的广泛开展。"活水源流随处满，东风花柳逐时新。"2003 年荷兰的研究发现体腔热灌注治疗能显著延长肠癌腹膜转移患者的生存时间。2018 年法国的研究证实该技术能明显降低晚期卵巢癌术后复发，延长患者寿命。"万点落花舟一叶，载将春色过江南。"这些结果最终得到全世界肿瘤专家和机构的认可，体腔热灌注治疗也被许多权威肿瘤诊疗指南推荐使用。

　　"乞火不若取燧，寄汲不若凿井。"广州医科大学附属肿瘤医院崔书中教授带领的腹膜癌治疗中心团队，长年深耕于恶性肿瘤的体腔热灌注治疗的基础和临床研究。"灵心胜造物，妙手夺天工。"该团队在 2009 年研制出拥有完全自主知识产权的新型腹腔热灌注治疗系统，具有精准控温、准确控速、持续循环、副作用小等优点。"千淘万漉虽辛苦，吹尽狂沙始到金。"随后联合国内数十家知名医院开展一系列体腔热灌注化疗治疗恶性肿瘤的大样本、多中心临床试验，初步研究成果已荣登全球最具权威的肿瘤学术期刊，"看似寻常最奇崛，成如容易却艰辛。"证实体腔热灌注治疗在肿瘤腹膜种植转移预防和治疗中具有重要作用。

"采得百花成蜜后，为谁辛苦为谁甜。"为了让广大肿瘤患者深入了解这一新技术，广州医科大学附属肿瘤医院崔书中教授带领的腹膜癌治疗中心团队，从患者和家属的角度设题，写患者之所需，解患者之所惑，用通俗的语言向肿瘤患者及其家属、刚入门的医生及非体腔热灌注治疗专业的医护人员，深入浅出地介绍体腔热灌注治疗相关知识，解答患者及其家属所关心的问题。"辛勤劳苦依然笑，赢得遍地桃李香。"希望本书的出版，能帮助肿瘤患者走出困境，迎接希望！

钟世镇

中国工程院院士
南方医科大学教授
2020 年 12 月

前　言

热疗是一门古老的治疗方法。中国古代医生已经学会使用热水浴、艾灸、火罐等热疗方法治疗多种疾病，埃及及古希腊的医学古籍中也有用加温治疗肿瘤的记载。被称为"医学之父"的古希腊名医 Hippocrates 有句格言："药物不能治的可用手术治，手术不能治的可用热疗治，热疗不能治的就确实无法治了。"这足以证实热疗在古代医学中的重要地位。

随着现代医学理论和技术的发展，热疗已成为继手术、放疗、化疗和生物治疗后肿瘤学界公认的第五大治疗方法。体腔热灌注治疗作为其中的重要分支之一更为异军突起，成果斐然。恶性肿瘤体腔热灌注治疗以人体自然密闭空腔（胸腔、腹腔、膀胱）内的肿瘤为主要治疗对象，应用热疗与化疗协同作用来清除体腔恶性肿瘤术后残留的或游离的癌细胞，从而实现预防和治疗肿瘤的目的。该技术目前在治疗恶性胸腹水、预防卵巢癌、胃癌和结肠癌术后肿瘤复发转移、预防非肌层浸润性膀胱癌复发等方面取得了较好的临床疗效。

虽然体腔热灌注治疗已在国内外获得广泛的开展和应用，但对于广大患者来说，该技术仍是一个新颖而陌生的治疗方法。大批肿瘤患者在接受体腔热灌注治疗前总会有各种疑问和困惑，需要专业人士深入浅出地答疑解惑。因此，我们萌发了编写一本体腔热灌注治疗科普书的想法。本书分为六章共 380 个问题，主要介绍热疗的原理，体腔（胸腔、腹腔和膀胱）热灌注治疗的机制、安全性、适应证、疗效、并发症以及治疗期间护理的注意事项。针对上述内容，作者采用类似普通对话的方式，一问一答，用浅显的文字、形象的比喻、生动的修饰来全面地解答患者在体腔热灌注治疗过程中的疑问和困惑,为患者寻医问药提供指导,为医患的有效沟通架设桥梁。同时,我们还制作了精准腹腔热灌注化疗的科普动画微视频,将精准腹腔热灌注化疗技术的主要原理、方法、适应证和治疗模式和已取得的成果生动形象地向公众展示,是一种很好的科普手段。

　　作为一本科普书,本书主要面向的读者是肿瘤患者及其家属,同时也可为刚入门的医生及非体腔热灌注治疗专业的医护人员提供参考。我们力争用通俗易懂、简单明了的方式描述体腔热灌注治疗的相关知识和常见问题,让每一位肿瘤患者读后都能对体腔热灌注治疗有初步的了解,解除自己的疑问和顾虑,配合医护人员共同完成治疗任务,改善生活质量。如果该书能达到这样的效果,我们将非常高兴。

崔书中　巴明臣

2020 年 10 月

扫一扫，获取更多体腔热灌注治疗知识

目　　录

第一章

体腔热灌注治疗概述

第一节 肿瘤概述

 1. 什么是恶性肿瘤

恶性肿瘤是癌和肉瘤的总称。人体组织细胞内的基因累积突变引起细胞生物学行为改变,从正常细胞变成恶性肿瘤细胞,行为不可控制,无限侵入性生长和破坏局部或转移部位的组织器官,就形成了恶性肿瘤。癌是来源于皮肤、内脏器官的黏膜上皮及腺上皮等上皮组织的恶性肿瘤,常见的癌有皮肤、食管、子宫颈的鳞状细胞癌、消化道癌、唾液腺癌、甲状腺和乳腺的腺癌、肝细胞性肝癌、膀胱癌、肾盂的移行细胞癌等。肉瘤是来源于非上皮的间叶组织的恶性肿瘤,常见的肉瘤有血管肉瘤、淋巴管肉瘤、淋巴肉瘤、脂肪肉瘤、软骨肉瘤以及骨肉瘤等。

 2. 恶性肿瘤是如何产生的

恶性肿瘤具有细胞分化和增殖异常、生长失去控制、浸润性和转移性等生物学特征,其发生是一个多因素、多步骤的复杂过程,分为致癌、促癌、演进三个过程。正常细胞在各种致癌因素作用下,发生癌基因和抑癌基因的改变,包括癌基因的活化、抑癌基因的缺失和突变,影响细胞的生物学表型和特征,正常细胞转化为癌细胞。绝大多数细胞在转化过程中或转化后被机体防御系统识别而被消灭或发生自身凋亡,少数"漏网之鱼"逃过机体免疫系统的监控存活下来,进一步增殖发展成为恶性肿瘤。

 3. 常见的致癌因素有哪些

恶性肿瘤是人体正常细胞在各种致癌因素的作用下,呈无限制地生长的新生物。引起肿瘤的原因很多,其发生是各种因素共同作用的结果。常见的几种致癌因素如下:①物理致癌因素:包括电辐射、长期紫外线照射、长期大量吸入石棉、氧化铝及玻璃丝等可以诱发恶性肿瘤的发生。②化学致癌因素:亚硝胺是致癌物质已得到公认,含亚硝胺较多的食物包括腌制食品如泡菜、腌肉等,在变质蔬菜和食物中含量更高;煤焦油中的主要致癌物质是3,4-苯并芘,在汽车尾气、煤烟、香烟的烟雾、熏烤的食物中含量较高;黄曲霉素易导致肝癌,广泛存在于发霉的食品中,如发霉的花生、玉米及谷类中含量较高。③生物致癌因素:某些病毒、寄生虫、细菌与肿瘤的关系密切,如人乳头状瘤病毒与宫颈癌密切相关、血吸虫与肝胆管癌密切相关、幽门螺杆菌与胃癌密切相关等。④遗传因素:首先需弄清一个概念,并不是肿瘤本身的直接遗传,遗传的只是对肿瘤的易感性,在此基础上需要其他外界致癌因素的参与才能发生肿瘤。⑤免疫功能:许多研究已经证明机体的免疫状态与肿瘤的发生有密切关系,若免疫功能低下,则易患恶性肿瘤。⑥内分泌失调:某些恶性肿瘤的发生与内分泌失调有关,如乳腺癌的发生可能与雌激素过多有关等。

 4. 为什么说恶性肿瘤是一种基因病

肿瘤的发生是基因突变的结果。在分子层面上肿瘤细胞的基因已经不同于正常细胞,是一种基因性疾病。①肿瘤是细胞无限增生的结果,而细胞的生长是由基因决定的。②人体内存在原癌基因和抑癌基因两大功能相反的基因群。一般而言,原癌基因发生的突变都是激活突变,突变后功能增强,可比作汽车的油门一直踏着不放松。抑癌基因的突变一般是失去功能的失活突变,可比作不能发挥汽车刹车的作用。肿瘤的发生就是由于原癌基因上调、抑癌基因功能受抑制的结果。③感染、辐射、致癌化学物、病毒、饮食、环境恶化和衰老等内外致癌因素会导致基因突变,肿瘤即是这些细胞发生的基因突变长期累积并最终从量变到质变的结果。

 5. 恶性肿瘤与癌有什么区别和联系

癌和肉瘤都是恶性肿瘤,但由于其组织来源不同,又各自具有一些特点。恶性肿瘤有些属于癌,有些属于肉瘤。一般人们所说的"癌症"习惯上泛指所有恶性肿瘤。癌是指起源于上皮组织的恶性肿瘤,凡来自人体内、外胚层组织的(即上皮成分,如鳞状上皮、腺上皮和移行上皮等)恶性肿瘤统称为癌,是恶性肿瘤中最常见的一类。相对应的,除内、外胚层之外,还有来源于间胚层(位于内外胚层之间)的组织,这些组织包括纤维组织、血管组织、淋巴管组织、脂肪组织、软骨组织、骨组织、平滑肌组织、横纹肌组织以及淋巴结组织。凡来自这些间叶组织的恶性肿瘤叫作肉瘤。有少数恶性肿瘤不按上述原则命名,如肾母细胞瘤、恶性畸胎瘤等。

 ## 6. 恶性肿瘤是否会发生转移

转移是指恶性肿瘤(即俗称的"癌症")在最初出现部位(原发部位)以外的位置继续生长。所有恶性肿瘤都有发生转移的倾向,绝大多数肿瘤细胞通过淋巴管或血液循环转移至远处。如果是转移到同一脏器内,比如肝癌转移到肝脏其他位置,称之为"肝内转移";如果不在同一脏器内,称为"远处转移"。这种特质也称为"扩散",是区分良恶性肿瘤的重要标志之一。良性肿瘤一般不会出现转移,出现转移的一般是恶性的,而且意味着肿瘤已进入晚期或恶性程度较高,手术难度也较大,甚至已失去手术机会。早期恶性肿瘤相对较少发生转移。

 ## 7. 恶性肿瘤为什么会发生转移

肿瘤转移是指恶性肿瘤细胞脱离原发生长部位,在远离原发部位的器官或组织继续增殖生长,形成新的继发瘤。恶性肿瘤转移一般先有浸润,然后才有转移。一般肿瘤的分化程度越低,浸润性越明显,转移发生也越早;肿瘤细胞一般容易转移到血液供应丰富的器官,如骨骼、肝脏、肺、脑等;患者的一般状况差,或者免疫功能低下,都能增加癌症转移的机会。肿瘤发生转移主要有以下几个因素:①肿瘤细胞同质型黏附降低,从原发灶脱离;②肿瘤细胞与细胞外基质发生异质型黏附增加;③细胞外基质降解,肿瘤细胞与细胞外基质中大分子作用,分泌蛋白降解酶类降解细胞外基质成分,形成肿瘤细胞移动通道;④肿瘤细胞运动性增强,在黏附降解的过程中移动,穿透细胞外基质,并穿透血管壁的基底膜进入血液循环;⑤在循环运动中逃避免疫系统识别与破坏;⑥达到继发部位后,在有新生血管形成的前提下增殖,形成转移灶。

 ## 8. 恶性肿瘤有哪些转移途径

癌细胞可通过直接蔓延、淋巴道转移、血行转移和种植性转移四种方式扩散至邻近和远处组织器官。①直接蔓延为癌细胞浸润性生长所致,与原发灶连续,如直肠癌、子宫颈癌侵犯骨盆壁;②淋巴道转移多数情况为区域淋巴结转移,但也可出现跳跃式不经区域淋巴结而转移至远处的;③血行转移为肿瘤细胞经体循环静脉系统、门静脉系统、椎旁静脉系统等播散至其他组织器官;④种植性转移为肿瘤细胞脱落后在体腔或空腔脏器内的转移,最多见的为胃癌盆腔种植转移。

 9. 恶性肿瘤发生时有哪些危险信号

　　恶性肿瘤早期多无特异性症状,但有时也会出现某些症状。掌握了这些症状,就有可能早期发现,早期诊断,早期治疗恶性肿瘤,从而提高治疗效果。①食管癌的首发信号:吞咽食物时有异物感或哽噎感,进而出现胸骨后闷胀不适或疼痛。②胃癌的首发信号:上腹部疼痛,发现胃部(上腹部)不适或有疼痛,服镇痛、抑酸药物不能缓解,持续消化不良。③肺癌的首发信号:刺激性咳嗽,且久咳不愈或痰中带血。经抗感染、镇咳治疗不能很好缓解且逐渐加重,偶有胸痛发生。④乳腺癌的首发信号:乳房肿块,正常女性乳房质柔软,如果触摸到肿块,且年龄是 40 岁以上的女性,应引起注意。⑤鼻咽癌的首发信号:回吸性血涕。较长时间晨起鼻涕带血,伴鼻塞、耳鸣、一侧性偏头痛,往往是鼻咽癌的重要信号。⑥直肠癌的首发信号:凡是 30 岁以上的人出现腹部不适、隐痛、腹胀,排便习惯或大便性状发生改变,有下坠感且大便带血,继而出现贫血、乏力、腹部摸到肿块,应考虑大肠癌的可能。

　　需要注意的是,有些症状的出现,可以是原发肿瘤的临床表现,也可以是肿瘤转移后的临床表现。必须注意的是,肿瘤患者可能出现上述症状,但引起上述症状的原因很多,出现上述症状并不一定发生了恶性肿瘤。

 10. 如何早期发现恶性肿瘤

　　恶性肿瘤的诊断比较复杂,从最初的临床发现,到接下来的生化检查,以及最后的肿瘤确诊,这是一个复杂的过程。这要求在怀疑肿瘤时,要进行全面的检查包括化验检查、影像学检查、内镜检查及病理检查,以达到对肿瘤病情的全面、客观的判断。但只要掌握了基本流程和一般规律,就能做到对肿瘤早期、准确的诊断。

 11. 恶性肿瘤患者入院检查时为什么需要抽血化验

　　实验室检查对诊断肿瘤具有重要意义。包括基本常规检查、血清学相关检测、免疫学检测（肿瘤标志物）、基因检测等。①常规检查：包括血、尿及粪便常规检查。消化系统肿瘤患者可有大便隐血阳性或黏液血便；泌尿系统肿瘤可见血尿；恶性肿瘤患者常伴有血沉加快、贫血；这类阳性结果可为诊断提供线索；②血清学检查：血清学检查除了用于判断肿瘤患者一般情况外，有的血清学检查指标还可用于某些肿瘤的早期发现和肿瘤的疗效评价。骨转移癌血清碱性磷酸酶可升高，恶性淋巴瘤血清乳酸脱氢酶增高，经过有效的治疗，这些指标会相应地降低；③免疫学检查：免疫学检查主要应用于肿瘤相关抗原的检测，目前常用的有癌胚抗原（CEA）、甲胎蛋白（AFP）、血糖链抗原（CA）系列（CA125、CA153、CA199、CA724 等）、神经元特异性烯醇化酶（NSE）、细胞角蛋白 19 片段抗原 21-1（CYFRA21-1）、前列腺特异性抗原（PSA）等。肿瘤相关抗原的检测，对判断原发肿瘤部位、评价抗癌治疗效果及随访肿瘤患者病情有重要的参考价值；④基因检测：随着分子生物学的迅速发展，目前可以从基因水平对癌症进行诊断、检测肿瘤的进展、恶性程度以及抗癌药的耐药性等。目前常用的基因诊断包括 *EGFR*、*HER-2*、*K-ras* 检测等。

12. 怀疑身体出现恶性肿瘤时需要做哪些影像学检查

医学影像学不仅扩大了人体的检查范围，提高了诊断水平，而且可以对某些疾病进行治疗。目前临床常用的影像学检查包括 X 线（胸片、骨盆平片等）、电子计算机 X 线断层扫描成像、磁共振成像、超声检查（如肝脏 B 超、前列腺 B 超等）、超声内镜、发射型计算机断层扫描仪、正电子发射型计算机断层显像及 PET-CT 检查等。每种检查方法都有各自的特点，如 B 超方便、快捷、无损伤；CT 分辨率高，但有辐射；PET-CT 检查范围较广，准确性相对高，但比较昂贵。临床应用时必须根据检查方法的自身特点及肿瘤患者的诊断需求进行选择。

13. X 线检查主要用于哪些肿瘤

X 线很早被用于人体检查及疾病诊断，形成了放射诊断学新学科，并奠定了医学影像的基础。至今放射诊断学仍是医学影像学中的主要内容，临床应用广泛。①平片：平片是检查骨肿瘤的首选方法，可判断骨肿瘤发生的部位和骨破坏情况；钼靶 X 线可检查乳腺癌，比较可靠地鉴别出乳腺的良性病变和恶性肿瘤，也可以早期发现乳腺癌，甚至能够检查出临床上未能触到的隐匿性乳腺癌。其优点是成像清晰，对比度及清晰度均较好；

可使密度、厚度差异较大或密度、厚度差异较小部位的病变显影;还可作为客观记录,便于复查时对照和会诊。缺点是每一照片仅是一个方位和一瞬间的 X 线影像,为建立立体概念,常需作互相垂直的两个方位摄影,例如正位及侧位;对功能方面的观察,不及透视方便和直接;费用比透视稍高。②造影检查:应用对比剂(如钡剂做钡餐与灌肠),主要用于消化道器官造影;注入碘剂等对比剂,可观察肾盂、输尿管、胆囊、胆管、胰腺管的形态;血管造影能显示肿瘤器官的轮廓或肿瘤的血管图像。

 14. 电子计算机断层扫描检查主要用于哪些肿瘤,有哪些优缺点

　　电子计算机断层扫描(CT)检查能查出密度差异大的器质性占位病变,可较好地显示由软组织构成的器官,如脑、脊髓、纵隔、肺、肝、胆、胰以及盆腔器官等,并在良好的解剖图像背景上显示出病变的影像,并作出诊断。目前常用于头部、胸部、腹部实质脏器的占位病变,如脑肿瘤、头颈部癌、肺癌、肝癌等;也可用于脊柱、脊髓、盆腔、胆囊、子宫等部位的肿块检查。CT 在发现病变、确定病变位置、大小、数目等方面是较敏感而可靠的,但对病理性质的诊断有一定的局限性。CT 诊断由于它的特殊诊断价值,已广泛应用于临床。CT 设备比较昂贵,检查费用偏高,应在了解其优势的基础上,合理选择应用。与 MRI 相比,尤其在检查头顶、后颅窝和颅底等靠近骨壁的脑组织时,因为有骨的干扰,CT 显像效果明显不如 MRI。

 15. 发射型计算机断层扫描仪检查主要用于哪些肿瘤

　　发射型计算机断层扫描仪(ECT)成像的基本原理是将放射性药物引入人体,经代谢后在脏器内或病变部位和正常组织之间形成放射性浓度差异,将探测到的这些差异,通过计算机处理再成像,进行分析诊断。ECT 是一种具有较高特异性的功能显像和分子显像,其显像方式十分灵活,能进行平面显像和断层显像、静态显像和动态显像、局部显像和全身显像;能直观地显示脏器的形态、位置、大小,重建多维空间图像,如横断面、冠状面、矢状面、斜面,因而能确定脏器内有无肿瘤存在。人体全身骨骼及各种脏器都可以用 ECT 检查,目前主要用于甲状腺、骨骼等部位肿瘤的检查,尤其常用于骨转移性肿瘤的检测,可比普通 X 线拍片提前 3~6 个月发现病变。

16. 超声检查主要用于哪些肿瘤

　　超声检查是利用声波,按照声波回声强度而获得影像的一项软组织显像技术。其主要优点是患者无痛苦,无创伤,操作方法简便,能多次重复检查,图像显示清晰,迅速获取检查结果,且价格低廉。B 超设备轻便,易于携带,对不能搬动的危重患者可在床旁检查,也可携带到城乡各地进行体检、普查疾病。比 X 线、CT、MRI 等检查方法方便、经济,不依赖放射线,检查时患者不必担心受辐射损害。目前常用超声检查协助诊断的恶性肿瘤有:肝癌、胰腺癌、子宫癌、卵巢癌、肾癌、膀胱癌、前列腺癌、甲状腺癌等。超声检查还可以判断胸腔、腹腔、心包腔等浆膜腔积液以及肾积水、膀胱尿潴留等情况,并为浆膜腔穿刺定位。

 17. 正电子发射计算机断层显像检查是否是万能的

　　正电子发射计算机断层显像(PET-CT)将 CT 与 PET 融为一体,可获得全身各方位的断层图像,具有灵敏、准确、特异及定位精确等特点,可一目了然地了解全身整体状况,达到早期发现病灶和诊断疾病的目的。PET-CT能对肿瘤进行早期诊断和鉴别诊断,鉴别肿瘤有无复发,对肿瘤进行分期和再分期。但 PET-CT 检查也存在局限性,它不能鉴别恶性肿瘤是原发肿瘤还是转移瘤;可能会出现假阳性和假阴性,如肺部炎性假瘤、结节病等可能出现假阳性,肾透明细胞癌、印戒细胞癌等可能出现假阴性,应结合临床其他资料做出正确的判断。

 18. 内镜检查会对患者造成不适感,为什么诊断肿瘤时常做内镜检查

　　内镜作为医生眼、手的延伸,已经达到了"无孔不入"的境界。内镜检查在临床上已应用多年,检查过程中会对患者造成轻度不适感,但总体上是安全有效的诊断方法。通过内镜检查,能对下述疾病进行诊断:发生在消化道(包括食管、胃、十二指肠、小肠和大肠)的炎症、溃疡、良性和恶性肿瘤;肝、胆、胰腺管道系统的良、恶性病变;腹腔脏器的良、恶性病变。与其他影像学检查方法(如消化道造影、腹部超声、CT、MRI、核医学等)相比,内镜检查能直接了解肿瘤的形态、范围、性质等,可以取活组织检查进行病理诊断。目前临床常用的内镜检查方法包括:鼻咽镜、支气管镜、胃镜、肠镜、胸腔镜、纵隔镜、腹腔镜、子宫镜、膀胱镜等。

19. 诊断肿瘤时一定要进行病理检查,病理检查是百分百准确吗

病理检查已经大量应用于临床工作及科学研究。临床上病理检查的目的:一是为了明确诊断及验证术前的诊断,提高临床的诊断水平;二是为了诊断明确后,可指导下一步治疗方案及预后评估,进而提高临床的治疗水平。病理学检查是诊断肿瘤最准确、最可靠的方法,分为组织病理学和细胞病理学两大部分。目前常用的病理诊断取材方法包括:脱落细胞学检查、活组织检查、经皮穿刺活组织病理检查。需要注意的是,病理诊断也有局限性,也可能出现"假阴性"结果,即因操作技术或肿瘤坏死以及其他原因导致未取到有用的组织,或切片染色时操作不当,未能在显微镜下看到癌细胞。病理检查诊断时,若在显微镜下找到癌细胞,即能诊断为恶性肿瘤;在显微镜下未发现癌细胞,并不能排除恶性肿瘤。对临床诊断与病理诊断不符者,应及时复查病理诊断,若病理诊断确切无误,需考虑病理标本的选取是否得当,必要时重新取材,再次进行病理检查。

 20. 恶性肿瘤常用的治疗方法有哪些

治疗恶性肿瘤的理想方法是把所有的肿瘤细胞从人体内彻底清除。常用的肿瘤治疗方法包括手术、化疗、放疗、生物靶向治疗及热疗等。传统的主流治疗手段,如手术、放疗、化疗,在多年临床实践中已证实了其临床应用价值和良好的疗效。近二十年来,生物靶向治疗药物的研发与应用,对原有的肿瘤治疗学观念与模式产生了影响,尽管已取得了一定的疗效,仍有很多问题有待解决,如怎样与传统治疗方法配合以达到提高疗效的目的、分子靶向药物的耐药性问题等。近年来,热疗已成为肿瘤治疗的一支生力军,有大量的临床数据表明体腔热灌注治疗体腔转移肿瘤及其引起的恶性胸腹水具有良好的临床效果,已成为治疗恶性肿瘤的重要手段。

 21. 治疗肿瘤的传统方法有哪些优缺点

传统的肿瘤治疗方法主要包括手术、化疗、放疗,每一种治疗方法都有自己的优势,但也有局限性:①手术的目的是通过手术把肉眼或影像学看到的瘤组织尽可能地切除。有手术适应证的限制,有手术并发症的产生,有不能完全清除肿瘤组织的可能性,而且不适用于晚期扩散的肿瘤患者。②化疗的目的是通过药物杀死肿瘤细胞或抑制肿瘤细胞生长。化疗药物均有一定的副作用,对患者的生活质量有一定的影响;单独应用不能治愈肿瘤,多数中晚期的肿瘤患者对化疗不敏感,临床试验证明对于部分患者化疗不能提高长期存活率。③放疗的目的是通过各种射线杀死肿瘤细胞,对放射线敏感的肿瘤患者疗效较好,但放疗可伤及肿瘤周围的正常组织,对身体有一定的损害,且会有部分肿瘤对放疗不敏感。

 22. 如何对肿瘤治疗进行疗效评价

对肿瘤治疗的疗效评价分为近期疗效评价、远期疗效评价和生活质量评价。①近期疗效根据肿瘤的大小变化判断。肿瘤被治疗后表现为肿瘤完全消退、肿瘤部分消退即肿瘤体积缩小、肿瘤停止生长即肿瘤体积不变、肿瘤进一步增大或出现新发的转移灶。②远期疗效根据患者在治疗后的生存时间、无进展的时间、是否复发、是否转移而判定。③生活质量评价根据对患者日常生活、精神状态、心理的影响而判定。

 23. 恶性肿瘤的预后如何,与哪些因素有关

任何一种病,接受治疗后,医生都会讲预后会怎样,预后指的就是"预测后果"。举例说肺癌的预后,说的就是肺癌的后果。具体来说后果有哪些呢? 治疗效果、生存时间、复发、转移、并发症等,这些都是后果。预后是统计学概念,个体差异可能很大。比如,我们都听说过肺癌、肝癌的预后不好,指的是大多数的肺癌(或者肝癌)患者的生存率较差、复发率较高。但具体到某一个患者,影响预后的因素有很多,比如患者的年龄、诊断时间、肿瘤病理类型、遗传特质、治疗方案等,都会对预后产生很大的影响。

患者的预后会受到诸多因素影响,影响预后的一些因素包括:①肿瘤的类型及其存在部位。②肿瘤的分期,也就是癌症的大小和它是否已经扩散至身体其他部位。③肿瘤的分级,也就是肿瘤的分化程度,即癌细胞在显微镜下的异常程度。分化得越好(称为"高分化")就意味着肿瘤细胞越接近相应的正常起源组织;而分化较低的细胞(称为"低分化"或"未分化")和相应的正常起源组织区别就越大,肿瘤的恶性程度也相对较高。④某些癌细胞的特定习性。⑤患者的年龄以及患癌前的健康状况。⑥患者对治疗的反应。

 24. 什么是恶性肿瘤的 5 年生存率

5 年生存率是医学界为了统计癌症患者的存活率,比较各种治疗方法的优缺点,采用大部分患者预后比较明确的情况作为统计指标。这是一种恶性肿瘤治疗效果的统计方法,一般以治疗后 5 年作为一个判断指标,例如,某一种癌症,手术后 100 例中,只有 50 例存活 5 年以上,因此这组患者手术后的 5 年生存率为 50%。一般来说,恶性肿瘤治疗后存活 5 年以上,治疗后复发或转移的机会较少。如果患者在 5 年或更长的时间保持无肿瘤复发的状态,有些医生可能会说患者已经被"治愈"。尽管如此,一些癌细胞在治疗后仍会在体内存活多年,并可导致癌症复发。大多数的癌症复发发生在治疗后的 5 年以内,但也有可能更久才复发。鉴于此,医生并不能确定地告诉患者已经痊愈,他们最多告诉患者目前体内没有发现癌细胞的存在。所以,对恶性肿瘤的疗效观察,一般不用治愈率,而用 5 年或 10 年生存率。

 25. 肿瘤患者就诊时为什么不能向医生隐瞒其他医院的诊断

目前有一部分患者因同一种病到多家医院就诊,而且就诊时会向医生隐瞒其他医院的检查及诊治情况。造成这种情况的常见原因:一是现在医患之间缺乏信任,患者不信任医生;二是有些患者不愿意"承认"自己患了某种疾病。患者隐瞒或没有如实告诉病情给医生,在给医生的诊断及治疗上,造成一定的困扰,对诊断及治疗是没有帮助的。因此患者就诊时,均应向医生如实陈述本次疾病情况、既往疾病史及在其他医院的治疗经过,并且需带齐相关检查资料。既然就诊了一家医院就要充分地信任医生,有助于医生更全心全意为患者服务。准确的病史、诊治经过以及其他医院的检查资料,便于医生快速判断患者的情况,进行有针对性的检查,避免不必要的检查,可缩短患者就诊时间,降低检查费用。根据外院的检查与诊治情况,便于主诊医生了解患者的诊疗情况,进行有针对性检查及治疗。

 26. 肿瘤患者为什么必须向主诊医生如实陈述自己的病情

对需手术治疗的患者,更应陈述家族史、既往病史,特别是心、肺、肾、肝等主要脏器功能情况,便于医生判断患者是否能耐受手术。当医师知道患者主要器官存在问题或功能不全时,可及时地请专科医师会诊,协助治疗,使这些器官的功能接近正常水平。因为腹部手术均需麻醉,无论是硬膜外麻醉(半麻)还是全麻,医师对患者的全身情况,主要脏器功能情况都要全面了解,以便在麻醉过程中医生根据患者情况合理选择麻醉方式和麻醉药物,使手术和麻醉过程更为安全,尽可能平稳度过围手术期。有传染性疾病史的患者,准确的病史陈述不仅有利于自身康复,还可预防某些传染病在医院内的传播。

（陈成　黄狄文　崔书中）

第二节　热疗在肿瘤治疗中的应用

 ## 1. 什么是肿瘤热疗

肿瘤热疗或称温热治癌、高热治癌、透热治癌等,是应用物理疗法,如高频电磁波、超声波、热水浴等,使肿瘤组织温度上升到有效治疗温度并维持一段时间,应用正常组织和肿瘤组织对温度耐受力的差异,达到既杀灭癌细胞,又不损伤正常细胞的一种治疗方法。例如射频透热治癌时,在射频电磁波作用下,正常组织和肿瘤组织同样能吸收电磁波能量。由于肿瘤组织散热慢,使得肿瘤组织内温度高于肿瘤邻近正常组织,癌细胞对高热敏感,热刺激达到一定温度和时间后即可杀灭癌细胞;正常细胞耐受热刺激的能力更强,或高热治疗范围较小,对正常组织器官损伤小,不会对机体产生严重副反应,这是热疗有别于放疗和化疗的独特优势。

 ## 2. 热疗杀灭肿瘤细胞的机制是什么

热疗一词源自希腊文,意思是高热或过热,它是一门古老的医学。人类自从有了文明的历史,就在实践中懂得用热来治疗疾病,如我国几千年前就已经使用药物熏蒸、药浴、热水浴、温泉浴、艾灸、火罐等方法治疗疾病。而基于升高温度来杀灭肿瘤细胞的体腔热灌注疗法为攻克肿瘤提供了一种新型治疗方法,区别于化疗药的毒副作用、放疗的辐射损伤和免疫疗法的非普适性,体腔热灌注治疗优势显著,是一种安全的“绿色”疗法。其作用机制的基础是正常组织和肿瘤组织对热耐受程度的不同。正常组织一般可耐受47℃,而肿瘤组织由于其独特的生物学特性对热的耐受性较正常组织差,42℃以上的温度就可有效抑制或者造成肿瘤细胞损伤;所以我们常用的体腔热灌注治疗的治疗温度:腹腔43℃、膀胱45℃、胸腔46~48℃,持续60~90分钟,可以有效地杀灭肿瘤细胞,而对正常组织没有损伤。

 ## 3. 热疗对正常细胞和组织有无影响

目前临床上使用的热疗方法对正常组织细胞有轻微影响,但不会造成严重损害。温度是影响细胞存活的决定性参数之一，高温能抑制细胞DNA、RNA及蛋白质的合成与修复，也可以改变细胞膜的流动性和通透性，导致细胞的破坏。细胞通过调节自身的防御系统来适应环境压力，并且根据压力的程度，利用自身遗传机制，调控自身状态应对压力，或主动诱发细胞死亡。热疗中，热刺激必须达到一定的热剂量（即温度和时间）后，才对细胞具有杀伤作用。

局部高温热疗如射频消融、微波消融等治疗方法通过高温杀伤肿瘤细胞，对肿瘤周围正常组织有较小范围损伤，但并不影响组织器官的生理功能。正常组织在47℃的温度下可以耐受1小时，而肿瘤组织由于其独特的生物学特性对热不耐受，在43℃的温度下1小时就开始死亡了，而我们常用的热灌注的治疗温度——腹腔43℃、膀胱45℃、胸腔46~48℃，可以有效地杀灭肿瘤细胞而对正常细胞组织不会造成严重影响。

 4. 肿瘤热疗的方法有哪些

热疗是恶性肿瘤综合治疗的一种方式，已成为继手术、化疗、放疗和生物治疗之后的第五大类治疗方法。肿瘤热疗分类方法较多：①按治疗区域的不同可分为局部热疗、区域热疗和全身热疗；②按照加热源的不同可分为红外线热疗、射频热疗、微波热疗、超声热疗等；③按照作用部位的不同可分为经体表加热、体腔内加热、组织间加热；④按照治疗温度可分为4类：中低温热疗、常规热疗、高温热疗、热消融。

 5. 什么是肿瘤的全身热疗

全身热疗是指应用辐射或传导等方式使体温升高至治疗温度并维持一定时间而达到杀伤癌细胞的一种热疗方法，经常和化疗、放疗结合应用以增敏疗效，被称为热化疗、热放疗，也可以单独应用于肿瘤治疗。全身热疗的关键是要严格把加热后体温控制在41.3~41.8℃这个安全而又有效的范围内，否则可能会对身体造成不可逆损害。因此，全身热疗过程中对体温的监控非常重要，同时要使头颈部散热降温，以保护脑组织不受高热的损伤。监测心率、血压的变化，也是全身热疗时观察全身状况的重要指标。

 6. 全身热疗有哪些方法

全身热疗的加热方法主要分为三大类：经体表加热法、体外循环加热法、生物学法。①经体表加热法：是应用辐射或传导的方式把热量经体表传入体内而使全身体温升高，如红外线辐射、热毯包裹、液状石蜡包埋、热水浴，也有用微波加热结合红外线辐射进行全身热疗。红外线辐射加热是目前较为常用的方法。②体外循环加热法：是应用手术的方法将动-静脉或静-静脉短路，与体外循环机及热交换器连接，借助热交换器加热体外部分的血液，通过血液循环把热量带至全身而使体温升高。体外血液循环法加温速度快，但创伤大，副作用为血管内凝血、血栓，使其临床应用受到一定的影响。③生物学法：是指给人体注射微生物或生物制剂等使人体发热的方法，如注射 Coley 毒素、短小棒状杆菌等。因人体对致热源敏感反应程度无法预估，发热温度和时间不易控制，该方法现在已很少使用。

 7. 全身热疗对人体是否会产生严重影响

经大量临床数据表明全身热疗是安全有效的，不会对机体产生严重不良反应，但全身热疗时机体代谢会有轻微的改变，需要医护人员的密切观察。①全身热疗过程中患者由于发汗、丧失大量液体，需要补充液体。②皮肤作为一个热交换器，皮肤的血流量增加，血容量也增加，随之血压升高，心率增加可达到 100~130 次/分钟，可发生心动过速、室性心律不齐、室性早搏。全身加热时，心率加速，对患者的心肺负担均增加。为了预防合并症的发生，每个患者术前都需常规心电图检查。心动过速及冠心病患者不宜作全身热疗。③全身热疗过程中患者脑组织的代谢增高，耗氧量随之增加，患者可产生烦躁、易动。长时间缺氧可产生脑坏死，氧气吸入可有效预防缺氧的发生。

 8. 什么是肿瘤的局部热疗，局部热疗的方式有哪些

局部热疗是指加热范围局限于身体某一区域而全身温度无明显升高的热疗方法，也是肿瘤热疗最常用的加热方法。局部热疗的方式主要包括体外热疗、射频消融、微波固化、超声聚焦、激光、磁感应治疗等。体腔热灌注治疗和组织间热疗也属于局部热疗。其中，体腔热灌注治疗包括胸腔热灌注治疗、腹腔热灌注化疗和膀胱热灌注化疗。

 9. 局部热疗的优缺点是什么

局部热疗的优点在于可以使肿瘤组织局部温度快速达到治疗温度，能在相对较短的时间内杀灭癌细胞,其热作用范围小,加热时不会引起体温的明显升高,是最安全有效的一种热疗方法。局部热疗的局限性在于对于远处播散的转移瘤无法实施治疗,就治疗范围而言,更适合于治疗浅表或体腔内体积较小、较为局限的肿瘤。

10. 热疗可以和其他肿瘤治疗方法联合应用吗

肿瘤热疗可以联合手术、化疗、放疗等方法综合治疗肿瘤,具有协同作用。肿瘤热疗对放疗、化疗有增敏作用。局部热疗如射频消融、微波消融可以联合手术治疗肝癌;手术切除较大肝癌,射频消融或微波消融对较小转移灶进行治疗,可尽可能消除转移灶,同时保存较多正常肝组织。对肠癌肝转移患者,手术切除肠道原发灶,射频消融或微波消融治疗较小的肝转移灶,减小了患者的手术创伤,同时消除了肝转移灶。细胞减灭术联合腹腔热灌注化疗临床应用最为广泛,细胞减灭术在保证手术安全的前提下尽可能地清除腹腔内肉眼可见的瘤灶,从而达到最大限度地降低肿瘤负荷的目的;腹腔热灌注化疗则可通过化疗药物、热疗杀伤肉眼不可见的肿瘤,同时由于机械冲刷的作用可将脱落于腹腔的癌细胞清洗干净,二者具有协同抗肿瘤作用。

11. 肿瘤热疗会影响机体的免疫功能吗,其作用机制是什么

肿瘤的发生是由于机体的免疫监视功能失调引起的,肿瘤的生长、扩散也很大程度决定于机体防御系统的状态。热疗可以打破免疫系统与肿瘤之间的动态平衡,促进免疫系统的抗肿瘤效应。研究表明治疗后患者的免疫状态直接影响着治疗效果及预后,局部热疗有增强机体免疫功能的作用。

热疗在杀伤肿瘤细胞的同时,还有激活机体抗肿瘤免疫的作用。目前认为热疗刺激免疫主要与以下机制有关:①坏死产物刺激免疫系统,肿瘤细胞变性蛋白和坏死的分解产物作为一种抗原刺激机体免疫系统产生抗肿瘤的免疫反应;②高温能够增加膜脂流动性,使镶嵌在细胞膜脂质双层中的抗原决定簇暴露,肿瘤细胞的抗原性增加,有利于体液免疫的杀伤;③局部热疗可以破坏或解除封闭因子对免疫系统的抑制作用,使机体恢复对肿瘤的免疫应答;④促进肿瘤细胞产生热休克蛋白;⑤引起非特异性炎症诱发免疫反应;⑥促进细胞因子分泌,提高机体免疫力。

12. 热疗与化疗联用会增强疗效吗,其作用机制是什么

热疗对化疗有协同和增敏作用,两者联合应用后会起到相互增敏的作

用,形成 1+1>2 的效应,而非简单的二者作用叠加。化疗是一种全身性治疗肿瘤的方法,其杀伤肿瘤细胞主要是细胞毒作用。热疗通过以下几个方面增强化疗的细胞毒作用:①热疗破坏了细胞膜的稳定性,使膜的通透性增加,化疗药物易于进入肿瘤细胞内,并保持细胞内较高的药物浓度,提高化疗药物的渗透和吸收,促进化疗药的摄取及药物起效速度,增加细胞的损伤。②热疗可阻止肿瘤细胞内 DNA 的复制,抑制抗肿瘤药物引起的肿瘤细胞 DNA 双链损伤的修复,增强化疗药物的作用。③热疗通过加热使肿瘤内部热量聚集,局部温度增高,但是周围正常组织温度低于肿瘤局部温度,因此选择性杀灭肿瘤细胞。同时,由于肿瘤的组织结构和血液循环不同于正常组织。瘤体中心多为乏氧细胞,血液循环少,对化疗不敏感而对热疗敏感;瘤体外周细胞血供较好,对高热相对不敏感,却对化疗敏感,故两者联合起互补作用。④热疗可使肿瘤组织内缺氧、无氧酵解增加,导致肿瘤细胞的 pH 降低,从而增强了某些药物在低 pH 环境下的活性,如环磷酰胺。⑤热疗使肿瘤多耐药基因表达下调,从而抑制肿瘤细胞的药物外排功能和细胞内药物分解功能,使化疗药物易于进入肿瘤细胞并在肿瘤细胞内保持较高的浓度。

13. 为什么患者做完化疗后不能立即出院

　　患者做完化疗后一般不能立即出院,对化疗药物毒副作用不明的患者通常需要住院观察一周左右。化疗药物可能会引起毒副作用,如:骨髓抑制,胃肠道反应,心、肝、肾功能损害,神经毒性反应,脱发等,其中危害最严重的当属骨髓抑制,即血细胞减少。临床上常将骨髓抑制分为 5 个级别:①0 度骨髓抑制,患者的白细胞≥$4.0×10^9$/升,中性粒细胞≥$2.0×10^9$/升;②Ⅰ度骨髓抑制,白细胞在($3.0～3.9$)×10^9/升之间,中性粒细胞在($1.5～1.9$)×10^9/升之间;③Ⅱ度骨髓抑制,白细胞在($2.0～2.9$)×10^9/升之间,中性粒细胞在($1.0～1.4$)×10^9/升之间;④Ⅲ度骨髓抑制,白细胞在($1.0～1.9$)×10^9/升之间,中性粒细胞在($0.5～0.9$)×10^9/升之间;⑤Ⅳ度骨髓抑制,白细胞<$1.0×10^9$/升,中性粒细胞<$0.5×10^9$/升。Ⅲ～Ⅳ度骨髓抑制患者抵抗力降低,极易发生各种感染,如发热、口腔炎、咳嗽、腹痛、腹泻等,严重的甚至发生感染性休克,有的患者可并发血小板降低,极易导致出血。化疗患者的骨髓抑制严重程度、持续时间与化疗方案有关,也与疾病及其所处阶段有关,一般化疗开始后出现,10～14 天达高峰,部分患者可长达 20 余天,以后血细胞缓慢回升直至正常。

化疗后的出院时间要根据患者的具体病情、身体恢复情况和治疗所用的化疗方案来决定,具体问题具体分析。若化疗后出现咳嗽发热,这时不要以为是普通感冒,很有可能出现了Ⅳ度骨髓抑制,住院患者一定要报告医生和护士及时处理,出院患者要及时返回医院复查,急诊检查血常规。

 14. 热疗与放疗联用会增强疗效吗

热疗可提高肿瘤细胞的放射敏感性,增强放疗的治疗效果,还能弥补恶性肿瘤放疗的不足。放疗作为临床肿瘤治疗的主要手段之一取得了很大进步,但由于肿瘤异质性和辐射抗拒对放射线不敏感,以及射线对正常组织损伤的副作用,放疗的肿瘤控制率仍有待提高。热疗联合放疗的优势有:①热疗和放疗均可诱导细胞凋亡或直接杀死细胞,两者有协同作用;②放疗能够损伤肿瘤细胞 DNA,热疗也能抑制 DNA 的合成和损伤的修复,增加放疗的细胞毒效应;③肿瘤组织内部为低氧环境,放疗不能有效地杀死全部肿瘤细胞,热疗能够使肿瘤组织血流量增多,放疗也能降低肿瘤细胞的温度耐受性,两者相辅相成;④射线对细胞分裂期最敏感、DNA 合成前期次之,DNA 合成期不敏感;而 DNA 合成期细胞对热疗最为敏感,两者起协同作用。

（陈成　雷子颖　崔书中）

第三节　体腔热灌注治疗的基础医疗

 1. 什么叫酸碱平衡

正常人体内的酸碱度是非常稳定的,用化学上的 pH 来表示的话,它总能维持在 7.35~7.45 这一范围内。当体内或外界产生多余的酸或碱时,只要不是过多,机体内部的缓冲系统便会产生相对应的碱或酸来中和,我们称这一稳定的酸碱环境为酸碱平衡。正常的血液循环、肺肾功能对酸碱平衡的维持起着关键性的作用。当机体出现疾病后,一方面由于酸碱物质的产生或丢失失控,另一方面也因为机体对酸碱平衡的调节功能障碍,体内的酸碱度便不能再维持在正常的水平,临床上将这种病理状态下的酸碱度称为酸碱失衡。多种疾病能引发酸碱失衡,如肿瘤患者的大手术后、严重的感染、创伤性休克、糖尿病、十二指肠球部溃疡并发的上消化道梗阻、肺气肿造成的呼吸功能衰竭、利尿药物使用不当等。

2. 酸碱失衡对身体有什么影响

酸碱失衡的类型很多,最多见的是因体内酸性物质产生过量或碱性物质丢失过多引起的代谢性酸中毒,以及呼吸过度造成的呼吸性碱中毒。很多情况下的呼吸性碱中毒是机体对代谢性酸中毒的一种代偿性反应,但在患急性感染、脑病、缺氧时,机体也会直接产生呼吸性碱中毒。代谢性酸中毒对患者的影响与原发疾病有着密切的关系,它本身特征性的表现是呼吸加快,面色潮红;呼吸性碱中毒的特征性变化也是呼吸加快。那么呼吸加快到底是何种酸碱失衡,就要看原发的疾病。比如糖尿病患者有呼吸过快,一般都是代谢性酸中毒。临床上要准确地诊断酸碱失衡的具体类型,还要依靠实验室的血气分析结果。酸碱失衡对机体的影响是相当复杂的,从生理的角度看,酸碱失衡主要是损害机体的一系列酶促生物化学反应。严重的酸中毒可使机体本已存在的原发病加重,如休克患者并发酸中毒时对液体复苏反应很差;肾衰竭者如合并有酸中毒则更容易发生危险的高血钾;严重的碱中毒可导致血红蛋白释放氧的能力受抑制,机体可出现严重的缺氧表现,胃肠道的缺氧可引起上消化道出血,中枢神经系统的缺氧则产生神志障碍,如反应迟钝、嗜睡等。

 3. 什么叫水、电解质紊乱

新陈代谢是在一种叫酶的蛋白质催化下发生的生物化学反应。水是生命体内最为重要的溶质,几乎所有的生物化学反应都必须在水中进行,机体从外界摄入的养分和体内产生的废物,也都要溶解在水中才能被利用或排出,水对生命体有重要意义。正常的机体对体内的水含量有着精细的控制,过多过少都不行。电解质是一些盐类,在水中可离解为各种离子,对酶促反应起着重要的调控作用。各种离子的含量与相对浓度也受到机体的精密调节。在正常的人体,肾脏是控制体内水和各种离子含量的主要器官。当水或电解质过多时,肾脏会及时地从尿中将其排出,反之,肾脏就会减少甚至停止排出体内的水分与某些电解质。医学上把人体内这种稳定的水与电解质含量称为水、电解质平衡。患病时,体内水和各种电解质的平衡被打破,水及各种重要的离子含量会发生明显的改变。机体内的水总是与溶解在其中的电解质共存,水与电解质含量上的变化总是相互伴随出现。当水与电解质的含量变化一旦超过某种限度,机体便会出现各种病征,我们把这种超出人体耐受限度的水与电解质含量变化,叫作水、电解质紊乱。比如呕吐或腹泻时,患者会从消化道丢失大量含有电解质的消化液,肾脏即使努力减少排出也不能代偿,机体就会发生严重的水、电解质紊乱。凡是能引起水与电解质过多丢失或摄取与排出障碍的疾病都能导致水、电解质紊乱,如过多补充液体、一次性排出过多腹水、严重的烧伤、高热、消化道梗阻、糖尿病、胃穿孔、肠瘘、胆瘘、重症胰腺炎及急性肾衰竭等。

4. 水、电解质紊乱对机体有什么影响

水、电解质紊乱对机体的影响颇为复杂,与酸碱失衡总是联系在一起。单纯的水过多或水不足很少见,水的紊乱一般都伴有电解质,特别是钠的紊乱。体内缺水时人会感到眩晕、反应迟钝、口渴、皮肤弹性减退;胃肠道对水的耐受性反而降低,饮水后可发生呕吐;严重的缺水会引起意识障碍,甚至出现休克。水过多时的表现主要是患者呼吸困难,体表组织尤其是下肢有凹陷性水肿,严重时还会产生胸水(即胸腔积液)、腹水和心包积液等。不同的电解质紊乱对机体的影响也是不同的。临床上单一的离子含量变化导致的电解质紊乱不多,更多见的是数种离子含量变化引起综合性电解质紊乱。如常见的低血钾,可造成患者神志淡漠、浑身无力、胃肠麻痹、心电图上 T 波倒置;低血钠可表现为患者头痛、呕吐、视力下降、木僵;低血钙可使患者出现惊厥、定向力障碍、肌肉抽搐等。

5. 什么叫肝肾综合征,如何治疗

肝肾综合征是指各种原因引起的肝脏功能损害,继发性地造成肾功能障碍的一组疾病表现。最常见的是晚期肝硬化患者的肾功能损害。目前认为,凡患有重症肝病,出现了肾功能损害,而临床和实验室检查都不能查出任何其他引起肾功能障碍的原因,既往又无肾脏病史者,都属于肝肾综合征的范畴。经典的肝肾综合征肾脏本身并无结构上的明显病变,其功能上的障碍是由于肝功能损害对全身影响结果在肾脏的表现。肝功能损害时的细菌内毒素血症对肾上皮细胞的毒性作用,有关水盐代谢的内分泌激素代谢紊乱,有效循环血流量不足引起的肾脏血液灌流不良,都是肝功能损害时引发肾功能障碍的诱因。此外,治疗措施不当也可导致肝肾综合征,比如过多地放腹水、大量使用强力利尿剂等。

肾功能障碍的表现是多方面的,从轻度的尿浓缩能力下降,到血中代谢产物排出不全、酸中毒、电解质紊乱,直到严重的少尿或无尿。由于肝功能损害已对机体造成严重的影响,如在此基础上又并发了肾功能障碍,患

者的预后甚差。如果能及时有效地恢复肝脏功能,并针对造成肾功能损害的一些诱因作对症处理,在结构上本来就没有严重病变的肾脏功能常常能得到某种程度的恢复。

6. 什么叫肠外营养支持

肠外营养支持又称全胃肠外营养,是指通过胃肠道以外的途径为患者提供营养的一种治疗方法。很早以前人们就发现,人体摄入的各种食物,最终都会在肠道被消化为水、电解质、各种维生素、氨基酸、脂肪、葡萄糖以及少量的微量元素,这些被消化后的营养素进入血液后才能被人体所利用。如果能人工制取这些营养素并直接输入血液,那么患者即使不进食,也能得到足够的营养。外科危重患者很多时候都有营养不良,而又无法像常人那样经口进食,通过不经过胃肠道的营养支持已成为临床医生的主要营养支持手段。目前临床医生已经能够由血管输入人体所需的全部营养素,并能使完全不能进食的患者仅仅依靠肠外营养正常生存达数十年之久。

7. 肠外营养支持主要用于哪些患者

外科临床上需应用肠外营养支持的患者主要是那些病情危重,不能或不宜经口进食,又有明显的营养不良的患者。这类患者包括大手术后早期不能进食者;重度营养不良并有食欲缺乏的待手术肿瘤患者;严重的肠道炎性疾病如克罗恩病、重症胰腺炎、肠瘘、胆瘘、胰瘘患者;小肠因各种原因被切除而并发短肠综合征的患者;严重创伤、烧伤的患者等。还有的患者虽可以经口进食,但完全依赖经口进食不能满足患者的营养需求,也需要从肠外补充部分营养,比如重症胰腺炎处于恢复早期的患者,只能少量经口摄食,不能满足机体恢复所需的全部营养,也必须加用肠外营养支持。

8. 肠外营养有什么优缺点

肠外营养支持的优点是非常明显的。由于营养物质是直接从血液中进入机体,故医师只能以"缺啥补啥"的方式迅速地纠正营养不良,而不依赖病人对营养物质的摄取和吸收等消化功能是否健全,也不必考虑患者是否有正常的食欲,这就为那些烧伤、创伤、大手术后需要大量营养物质的患者的快速恢复提供了便利。不经过肠道的营养摄取也使肠道能得到充分的休息,休息中的肠道还可抑制消化液的分泌,为肠瘘、胆瘘、胰瘘的自行愈合创造了条件。然而,肠外营养的缺陷相当突出:①肠外营养支持的具体操作相当麻烦。由于营养物质要从静脉输入,故所有的营养液配制、输液导管安放都要求严格地按无菌术操作,稍不注意就会引起患者的严重感染。②人工配制的营养液都是一些小分子的化学物质,大剂量应用时会对人体的内环境产生干扰,出现高血糖、高氨血症、酸中毒,脂肪清除障碍等不良后果。③长期使用肠外营养支持的患者,由于缺乏食物的刺激,肠道会出现功能减退,肠道黏膜对肠腔内细菌的抵御作用明显降低,此即所谓的肠屏障功能障碍,容易发生肠源性感染。④人工的营养物质毕竟与天然的食物不同,长期应用肠外营养支持会引起患者体内缺乏某些特殊的营养物质,并且造成肝内胆汁淤积。⑤肠外营养制剂的价格昂贵,长期使用费用较高。

 9. 什么叫肠内营养支持

　　肠内营养支持是经过胃肠道这一天然途径为患者提供营养的一种治疗方法。首先需要明确的是肠内营养支持与普通的进食是两个不同的概念。尽管普通的进食也可算是肠内营养支持,但临床上讲的肠内营养支持的内容比经口进食要复杂得多,具体表现在:①肠内营养支持并不一定是经口腔摄入营养物质,医师可将营养物质从胃肠造口或鼻饲管直接注入胃肠道,并不需要患者有旺盛的食欲就能顺利地进行,也是一种"填鸭式"的喂养;②虽然天然的食物也能被用作肠内营养支持,但大多数情况下的肠内营养支持采用的是经过特殊加工的营养制剂,有些制剂比较粗糙,需要肠道的消化才能被吸收,有的制剂则经过精细的化学处理,肠道几乎不必做任何的消化就能直接将其吸收入血;③肠内营养支持有时并不仅仅是为了给患者提供营养,而是更看重外科危重患者肠道功能的保护,以减少此类危重患者发生致命性的肠源性感染的机会;④经口进食时患者的整个消化道都要参与消化活动,而肠内营养支持则只使用患者的一小段肠道就能达到目的,而患者的其余部分肠道仍然能得到很好的休息,这对腹部外科患者来讲有着重要意义。

 10. 肠内营养主要用于哪些患者,有何优缺点

　　现代临床营养学认为,肠道是人体获得营养的最佳途径,对于那些既有营养不良,又有全部或部分肠道吸收功能的患者,应该首先选用肠内营养支持。只有在不得已时,才考虑使用肠外营养。根据这一观点,临床上接受肠内营养的患者理应比接受肠外营养的多得多。只要患者有营养不良,肠道又有吸收功能,就可以应用肠内营养支持。肠内营养支持具有肠外营养支持所不具有的许多优越性:①营养制剂价廉物美;②营养液的配制和输注简单、安全,一般患者不会发生细菌感染;③营养成分全面,长期使用不会出现特殊营养素的缺乏,同时因为营养从天然途径摄入,肠道得以保持完整的屏障功能,不易导致肠源性感染。肠内营养支持存在的问题是患者对大剂量营养液的耐受性不够好。尤其当高浓度快速输注营养液时,患者会出现腹痛、腹泻,当需要在短时间内迅速纠正营养不良,或患者对营养的需求量很大时,肠内营养支持就不如肠外营养支持的效果迅速。

 11. 在什么情况下可以将肠内、肠外营养合并使用

肠内营养与肠外营养支持疗法有着各自不同的适应证和优缺点。一般情况下,医师们要么使用肠内营养支持,要么使用肠外营养支持。将这两种营养支持手段结合起来使用还是近年来才出现的新方法。这种新的治疗观点是在充分考虑了肠内、外营养支持各自的特点后提出来的。肠外营养支持能在肠道有吸收障碍时继续为患者提供营养物质,使肠道得到充分的休息,并能在短时间内为机体供应大量的营养,迅速纠正严重的营养不良。但长期应用肠外营养会导致患者体内出现某些特殊营养物质的缺乏、肠道功能减退、肝功能损害等并发症。肠内营养是一种理想的营养支持方式,操作安全、简便,营养成分全面,对肠黏膜屏障功能和肝功能都有较好的保护作用,但要想在短时间内提供大量营养以迅速纠正严重的营养不良,肠内营养支持则显得有些力不从心。如能将肠内、外营养支持结合起来使用,便能扬长避短,取其各自的优点,达到最佳的临床效果。对于那些肠道有部分吸收功能,但又不能完全满足机体的全部营养需求,必须长期进行营养支持的患者,肠内与肠外营养支持合并使用非常理想。

（陈成 罗嘉莉 崔书中）

第二章

体腔热灌注治疗的临床应用

第一节　体腔热灌注治疗的机制

 1. 什么是体腔热灌注化疗

体腔热灌注化疗是通过将含有化疗药物的大容量灌注液加热到一定温度,持续循环恒温灌注入患者体腔(胸腔、腹盆腔、膀胱)内并维持一定的时间,通过热化疗的协同增敏作用和大容量灌注液循环灌注冲刷作用,从而实现有效地杀灭和清除体腔内残留癌细胞及微小病灶的一种新的肿瘤辅助治疗方法。体腔热灌注化疗对预防和治疗恶性肿瘤胸腹腔种植转移尤其是并发的恶性胸腹水,以及反复复发的浅表性膀胱癌等疾病疗效显著,显著延长了患者的无瘤生存期、提高了患者的长期存活率。

体腔热灌注化疗是将热疗和化疗结合起来治疗恶性肿瘤的方法,国内外学者对其技术方法进行了不断探索,使体腔热灌注治疗的技术方法日趋成熟。

 2. 体腔热灌注化疗包括哪些治疗方法

体腔热灌注化疗根据治疗部位的不同分为腹腔热灌注化疗、胸腔热灌注治疗和膀胱热灌注化疗 3 种治疗方法,其中腹腔热灌注化疗开展最为普遍,临床应用技术也最为成熟,该技术安全可靠,具有毒副作用小、患者依从性较好、操作简单等优点,可有效杀灭腹腔游离癌细胞及微小转移灶,延长患者的无瘤生存期、提高患者的长期存活率。目前腹腔热灌注化疗治疗恶性腹水的方法分为开腹手术置管、开腹或腹腔镜减瘤术后置管、腹腔镜手术置管和 B 超穿刺置管 4 种。随着临床热疗设备的不断革新和技术的不断发展进步,体腔热灌注治疗在临床上的应用也越来越普遍。

3. 体腔热灌注治疗温度设定的机制是什么

体腔热灌注治疗的作用机制是直接通过热效应杀死肿瘤细胞。恶性肿瘤组织动脉血供丰富,静脉血管崎岖,在43℃情况下肿瘤内部温度可达到50℃左右,持续1小时即可出现不可逆损害。肿瘤细胞学实验发现,43℃是一个转折点,将温度升高至43℃以上,肿瘤细胞温热耐受机制不能发挥作用,呈现时间依赖性指数函数方式的死亡,温度越高,对肿瘤杀伤力越强;而43℃以下时,每降低1℃杀灭细胞的作用就下降4～6倍,但动物实验证实温度到达44℃或以上会导致不同程度肠管粘连及热损伤。腹腔热灌注化疗治疗温度需设定并控制在43℃,在保证安全的基础上实现疗效最大化;胸腔热灌注治疗的灌注腔为胸腔,其内没有其他脏器,治疗温度达45℃以上,除原有杀伤肿瘤细胞的作用会加强外,对脏层及壁层胸膜会产生浅Ⅰ度烫伤,从而促使胸膜腔闭锁,增强控制胸水的效果,由于温度越高,心率、血压上升越明显,所以胸腔热灌注治疗的温度一般不超过48℃;膀胱热灌注治疗目前国内外常用温度为41～45℃,综合安全及疗效,采用高精度控温的医疗设备,治疗温度设定为45℃。

 ### 4. 体腔热灌注化疗抗肿瘤的机制是什么

体腔热灌注化疗是将热疗和化疗结合起来治疗恶性肿瘤的方法,该治疗运用了肿瘤细胞和正常组织细胞对温度耐受的特殊性差异,将化疗药物与灌注液混合加热到一定的温度,灌注到恶性肿瘤患者的体腔中,具有低毒、安全、有效等优点,又被称为"绿色疗法"。其抗肿瘤机制主要有以下几点:①高温对肿瘤的直接杀伤效应;②化疗药物对肿瘤的细胞毒作用;③高温与化疗药物抗肿瘤的协同作用;④机械冲洗作用。该技术创造性地将这些技术有机地整合在一起,起到协同杀灭肿瘤细胞及肿瘤组织的作用,在治疗体腔内肿瘤时疗效显著。体腔热灌注治疗预防和治疗恶性肿瘤的历史较短,是一种新兴的治疗方法,在临床上的地位也随着其治疗恶性肿瘤获得的良好疗效而日益受到重视。

 ### 5. 为什么体腔热灌注化疗在不同体腔治疗时设置的治疗温度不同

由于各个体腔(胸腔、腹盆腔和膀胱)解剖结构的不同,体腔热灌注化疗温度的选择存在一定的差异。实验证明:①腹腔内温度到达44℃或以上会导致不同程度肠管粘连,而43℃则不会出现此类并发症,腹腔热灌注化疗的治疗温度控制在43℃才能在保证安全的基础上实现疗效最大化;②胸腔热灌注治疗首先要考虑温度对生命体征的影响,随着温度的升高,患者心率、血压上升越明显,其治疗温度一般选择46~48℃,高温除使得杀伤肿瘤细胞的作用会加强外,还会促使壁层胸膜和脏层胸膜形成炎性粘连,从而促使胸腔闭锁,增强控制胸水的效果;③膀胱热灌注化疗时不会引起其他脏器浆膜面的损伤,但膀胱黏膜及黏膜下肌层对热耐受能力有限,过高温度可引起膀胱黏膜的损伤,造成膀胱挛缩,因此膀胱热灌注化疗治疗温度一般采用45℃。

 6. 体腔热灌注化疗能否代替外科手术治疗

不能。对于大部分实体瘤来说,目前还是"以手术为主的综合治疗"这一肿瘤治疗的理念为主导,约60%的肿瘤以外科手术根治治疗为基础,联合化疗、放疗、生物治疗、热疗等治疗的综合治疗模式,同时外科手术治疗在肿瘤的预防、诊断、分期、重建与康复中具有无可替代的重要作用。热疗是继手术、放疗、化疗和生物治疗之后肿瘤的第五大治疗手段,体腔热灌注化疗是将热疗和化疗有机地结合起来治疗恶性肿瘤的辅助方法,对原发肿瘤的治疗疗效不明显,但在预防和治疗恶性肿瘤的胸腹膜种植转移、恶性胸腹水及膀胱癌经尿道膀胱镜电切除术后复发中起到了良好的临床疗效,是外科治疗的有效补充。

 7. 体腔热灌注化疗能代替全身化疗吗

不能代替。体腔热灌注化疗是联合局部热疗和局部化疗来治疗恶性肿瘤的方法,其最大亮点是可以使化疗药物直接与肿瘤细胞接触,提升肿瘤局部的有效药物浓度,延长药物作用时间,从而提升肿瘤治疗效果。但体腔热灌注化疗是一种创新的肿瘤局部治疗方法,恶性肿瘤其本质是全身性疾病,治疗必须强调全身性治疗与体腔内局部治疗相结合的措施,可同手术、化疗、放疗、生物治疗等结合,针对不同的病情制定不同的全身综合治疗措施。其次,化疗与热疗具有协同作用:热疗可改变癌细胞膜的通透性,有利于化疗药物渗入肿瘤细胞内,促进化疗药物与癌细胞结合。体腔热灌注化疗充分利用了热疗与化疗的协同作用,发挥1+1>2的效应。

8. 肿瘤患者术后为什么要进行体腔热灌注化疗

体腔热灌注化疗主要用于预防和治疗恶性肿瘤在体腔内的复发和转移。当体腔内肿瘤生长突破器官表面以后，会有许多的游离癌细胞像"种子"一样散落到体腔内，在体腔表面生长形成星星点点大小不一的转移灶；外科手术过程中也会造成部分肿瘤细胞的浸润和散落；肉眼可见的较大的转移灶可以通过手术摘除，遗憾的是很多微转移灶或游离的肿瘤细胞是肉眼看不到的，甚至用辅助检查设备也难以发现。由于浆膜—血浆屏障的存在，全身治疗对体腔肿瘤转移的控制效果有限，最终会造成恶性胸腹水、恶病质、疼痛以及其他占位效应等症状，为患者带来无限痛苦的同时还会缩短患者的生命，因此，肿瘤患者术后需要进行体腔热灌注治疗来杀灭和消除体腔内的游离癌细胞和转移病灶。

目前，肿瘤的种植转移是公认的医学难题，然而体腔热灌注治疗为肿瘤患者术后体腔种植转移的预防和治疗提供了新的手段，近年来肿瘤患者术后进行体腔热灌注治疗获得了越来越多的认可。

9. 体腔热灌注化疗是否会影响全身化疗的疗效

会有一些影响。因为体腔热灌注治疗是联合化疗和热疗的一种治疗方法，治疗一次可被视为一次化疗，行体腔热灌注治疗后体内会产生化疗药物累积，再行全身化疗时需注意体内药物剂量累积有可能加重化疗药物相关不良反应，建议患者在体腔热灌注治疗前后至少间隔2周再行全身化疗，以防患者发生骨髓抑制等并发症。临床实践中也有部分医疗单位选择在体腔热灌注治疗术后一周进行或者选择体腔热灌注治疗与全身化疗同期进行，安全性较高。与全身化疗相比，体腔热灌注治疗化疗药物被浆膜吸收进入血液循环的剂量少，化疗药物所带来的副作用发生率较低，是一种新型的"绿色"治疗方法，但不可忽视体腔热灌注治疗后血液循环内也有化疗药物残留。

10. 与全身化疗对比，体腔热灌注治疗的优势是什么

相对于全身化疗，体腔热灌注治疗对体腔内微小转移病灶具有明显的优势：①体腔热灌注治疗经体腔直接给药，进入血液循环的化疗药物剂量较低，可减少全身毒副反应的发生。其次，浆膜—血浆屏障又将化疗药物更长时间、更高浓度地聚集在体腔，使得体腔内化疗药物浓度比血浆水平

高 20~1 000 倍,显著增强了化疗药物的杀伤作用。全身化疗,由于化疗药物剂量累积毒性的限制、浆膜—血浆屏障的存在和转移癌被相对缺少血供的组织粘连隔离,药物较难到达肿瘤组织,最终到达肿瘤组织的药物浓度也不能有效杀灭癌细胞,单纯的全身治疗对体腔转移癌疗效甚微;②体腔热灌注治疗具有大容量灌注液的机械冲刷及滤膜的滤过作用,能冲洗带走残留的淤血和坏死组织,清除体腔内残留的肿瘤细胞。

 ## 11.　与局部化疗对比,体腔热灌注治疗的优势是什么

相对于局部化疗,体腔热灌注治疗除了化疗的作用又具有热疗的独特的作用。体腔热灌注治疗优势有:①热疗对肿瘤细胞的杀伤作用,主要影响肿瘤细胞蛋白质合成和功能、诱导肿瘤细胞凋亡和自噬;②热疗与化疗的协同作用,高温灌注化疗不仅可以直接杀灭肿瘤细胞,破坏细胞膜的稳定性,使细胞膜的通透性增加,化疗药物易于进入肿瘤细胞内,使化疗药物渗透肿瘤组织的深度从 1~2 毫米加深至 5 毫米,打破了传统治疗的限制,最大限度地杀伤体腔肿瘤细胞和微小转移灶;③高温灌注液的冲刷作用使得手术过程渗出的纤维蛋白难以形成保护癌细胞的纤维素样凝固物隔离层,有利于机体免疫细胞吞噬消灭癌细胞。体腔热灌注治疗作为一种新兴的绿色疗法在现代肿瘤的综合治疗中起着越来越重要的作用。

 ## 12.　同时患有胸腹水的患者能同时进行胸、腹腔热灌注化疗吗

恶性胸腹水是一种病理状态,常由胸腹膜原发性或转移性恶性肿瘤引起的体腔内液体积聚引起,多数是恶性肿瘤晚期肿瘤细胞浆膜转移所致,如卵巢癌、肝癌、胰腺癌、胃肠道肿瘤、肺癌、乳腺癌、恶性间皮瘤和淋巴瘤等恶性肿瘤。临床上要根据恶性肿瘤患者的具体病情和一般状况综合判断,为了安全起见,一般先行一种灌注治疗,待患者恢复后再行另一种灌注治疗。如果同时行胸腔和腹腔灌注治疗,灌注结束后胸腹腔都有引流管,有可能会给患者的生活带来不便,影响患者下床活动,不利于患者恢复。

 ## 13.　为什么体腔热灌注治疗过程中患者会大汗淋漓

体腔热灌注治疗过程中由于通过灌注大量含化疗药物的高温液体等介质传导热量,使局部肿瘤组织温度升高并达到杀灭肿瘤细胞的治疗温

度,进而使机体各处组织的体温上升。这时候位于下丘脑的体温调节中枢会加快出汗来促使机体排出热量,甚至出现大汗淋漓,体腔热灌注治疗时应适当增加患者的液体输入量并在灌注结束后及时为患者更换衣物。如果不及时补充液体,可能会因出汗过多,体内水分丢失而引起虚脱。体腔热灌注治疗的同时应给予患者补充液体,术后或禁食患者应适当增加液体的输入量来补充因大量出汗引起的体内水分丢失,对于术后非禁食的患者要多饮水来补充因治疗而丢失的水分。

(屠以诺　董荣福　巴明臣)

第二节　体腔热灌注治疗的适应证与禁忌证

 1. 体腔热灌注化疗的适应证是什么

根据患者肿瘤生长情况及种植在不同的体腔(胸腔、腹腔、膀胱)建议行不同体腔热灌注化疗。大致可分为:①胸腔热灌注治疗:肺癌等肿瘤胸膜种植转移的预防和治疗;肺癌、乳腺癌或其他转移性癌所致的恶性胸水的治疗;胸膜恶性间皮瘤的治疗。②腹腔热灌注化疗:主要用于胃癌、大肠癌、卵巢癌、胰腺癌、腹膜假黏液瘤等术后腹膜转移的预防;各种腹腔恶性肿瘤引起的种植转移及并发的恶性腹水的治疗;腹膜恶性间皮瘤的治疗。③膀胱热灌注化疗:各种浅表性膀胱癌保留膀胱术后预防性治疗;浸润性膀胱癌的术前治疗;不能手术或患者不愿手术的多发性浅表性膀胱癌的治疗;不能耐受手术的浸润性膀胱癌的姑息性治疗。

 2. 肿瘤患者没有扩散转移需要进行体腔热灌注治疗吗

对于体腔内浆膜转移高风险患者根治性切除术后,尽管没发现肿瘤扩散转移,也需要进行体腔热灌注治疗来预防肿瘤在体腔内浆膜的复发和转移,即肿瘤减灭术+体腔热灌注治疗模式。积极治疗后,体腔热灌注治疗可清除体腔游离癌细胞和微小癌结节,有效预防胸腹膜癌的形成,延长患者的无瘤生存期、提高患者的长期存活率。体腔热灌注治疗具有安全系数高,不损伤正常组织、副作用少等优势,是一种安全的"绿色"疗法,对于没有扩散转移的恶性肿瘤患者,建议肿瘤细胞减灭术后行体腔热灌注治疗来预防恶性肿瘤的胸腹膜种植转移。

3. 哪些患者不能做体腔热灌注治疗

　　体腔热灌注治疗是一种新型局部治疗方法,通常是安全的、副作用发生率低,对大部分患者都是适用的。但是,终末期恶病质患者,严重出血倾向或者凝血障碍患者,严重心、肺、肝、肾功能不全患者,白细胞重度低下易发生严重感染的患者,以及发热 38℃ 以上的患者均不能行体腔热灌注治疗。另外,完全性肠梗阻患者、腹腔广泛粘连者、腹腔容量 <1 000 毫升者和腹腔有炎症病变者不宜行腹腔热灌注化疗;胸膜广泛粘连者不宜行胸腔灌注治疗;膀胱被肿瘤充满,腔隙较小者、已行膀胱次全切除或大部切除者不能行膀胱热灌注化疗。临床上患者是否适合进行体腔热灌注治疗需要临床医生依据患者实际情况综合判断。

（屠以诺　阮强　巴明臣）

第三节　体腔热灌注治疗的疗效及并发症

 1. 体腔热灌注治疗疗效如何

　　自体腔热灌注治疗首次运用至今,国内外学者为提高体腔热灌注治疗临床应用的安全性和疗效,对该治疗的技术方法进行了不断的探索,体腔热灌注治疗技术方法经历了近三十年的发展演变,治疗相关的治疗设备也不断出现并改进。国内外大量研究证实:与传统治疗方法相比,体腔热灌注治疗能提高进展期胃癌、大肠癌、卵巢癌等较易出现腹腔种植转移的恶性肿瘤患者 5 年生存率 10%~15%,提高腹膜假性黏液瘤患者 5 年生存率 40%,治疗恶性胸腹水有效率 90% 以上,减少较易复发的浅表性膀胱癌的复发率 75% 左右,均具有较好的临床疗效。

 2. 体腔热灌注治疗对恶性胸腹水真的有效吗

　　当然有效。恶性胸腹水是肿瘤患者晚期常见的并发症,腹水所致的腹胀、腹痛、呼吸困难,胸水引起的胸闷、呼吸困难等均严重影响着患者的生活质量,传统治疗方法效果不佳。多项研究结果显示腹腔热灌注化疗对恶性腹水的有效控制率达到 84%~100%;研究证实联合胸腔热灌注治疗可显著延长胸膜转移癌患者的生存时间,在控制胸腔积液、1 年总生存率、无瘤生存率、生活状态评分等方面均有优势,胸腔积液控制率达到 100%;充分证明体腔热灌注治疗治疗恶性胸腹水疗效显著,可明显改善患者生活质量。

除此之外,国内也有研究机构对 100 余例恶性胸腹水患者行体腔热灌注化疗,根据随访结果,全部胸腹水患者症状缓解,有效率 100%,患者一般状况、精神状态好转,食欲改善,体重增加,贫血症状改善,临床疗效满意。

 3. 体腔热灌注治疗并发症的发生率高吗

相对于以往的治疗,当前体腔热灌注治疗因温度过高而灼伤器官表面浆膜,导致术后的胸腔粘连、腹腔粘连、膀胱疼痛和痉挛等并发症的发生率明显下降。体腔热灌注治疗的并发症主要和治疗温度不精准有关,精准控温是降低并发症发生的重要方式。既往的体腔热灌注系统由于存在无法精确控温、无法精准控制流速、不循环不过滤等弊端,导致并发症发生率较高,极大地限制了该技术的应用。而目前最常用的体腔热灌注治疗系统测温和控温精度达到±0.1℃,可以非常精准地把温度控制在安全有效的范围内,保障了临床使用的安全,既不会因为温度过低达不到治疗效果,也不会因为温度过高而烫伤肠管,降低了并发症的发生率。规范化的技术应用和适应证及禁忌证的充分评估、以及灌注后充分营养支持及术后对症处理可明显降低并发症的发生率,保障临床应用的安全性。

 4. 体腔热灌注治疗过程中会出现哪些不良反应

目前,体腔热灌注治疗技术平台安全、完善,热灌注过程中不良反应发生率较低。其不良反应主要受手术、药物、患者自身情况及灌注治疗等综合因素的影响。体腔热灌注治疗常见的不良反应有:①头晕、发热、胸闷、出汗、疼痛、胃肠道反应、膀胱憋胀感、急性肾功能不全、水电解质紊乱、引流管周围渗液等,但症状一般比较轻微,只要按照操作要求做好治疗前的镇痛和镇静、术前术后完善检查,做好护理工作和对症处理,患者基本都可以耐受;②体腔热灌注治疗后部分患者可能出现骨髓抑制,进行对症处理后均可缓解;③个别患者会出现低蛋白血症、胃排空障碍、肠麻痹等并发症,但这些并发症多与患者本身的疾病或手术因素有关,经对症处理后可恢复正常。体腔热灌注治疗系统目前已使用超过 26 万例次,暂未报道出现明确与体腔热灌注治疗相关的严重并发症。

5. 体腔热灌注治疗对人体温度的影响如何

热疗对机体产生的热刺激在一定安全范围内有利于健康,但超量或过量加温又会造成机体的损伤。适当的温热作用能够促进机体血流加快,调节血液循环,有利于促进机体的新陈代谢。体腔热灌注治疗的治疗温度为43~48℃,处于安全范围,治疗期间患者从体外灌注大量含化疗药物的高温液体,会出现短暂且轻微的体温升高,治疗结束后一般很快恢复正常。大量临床研究和实践证实,不管是43℃腹盆腔热灌注化疗、45℃膀胱热灌注化疗、甚至48℃胸腔热灌注治疗,体腔热灌注治疗时患者鼓膜、腋窝、直肠温度升高一般在1℃左右,体腔热灌注治疗结束后体温逐渐恢复正常,不会对患者体温造成长时间的影响。体腔热灌注治疗过程中由于体温升高,患者会增加出汗来散热,体腔热灌注治疗时应适当增加患者液体的输入量并在灌注结束后及时为患者更换衣物。

（屠以诺　董荣福　巴明臣）

第三章

腹腔热灌注化疗

第一节　腹腔热灌注化疗的机制与方法

 1. 什么是腹腔热灌注化疗

　　腹腔热灌注化疗指将含化疗药物的灌注液精准恒温、循环灌注、充盈腹腔并维持一定时间,用以预防和治疗腹膜种植转移癌的一种肿瘤治疗方法。腹腔热灌注化疗起源于 1980 年,多年来经过国内外学者的不断创新

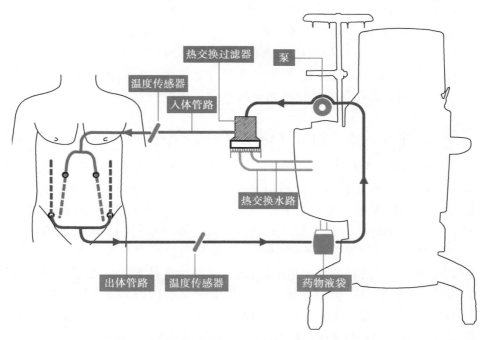

图 3-1　腹腔热灌注化疗管道系统连接示意图

和改进,目前腹腔热灌注化疗已成为一项安全、有效、成熟的临床应用技术,其可用于:①预防腹膜癌:包含进展期胃癌、结直肠癌、卵巢癌根治手术后预防腹膜种植转移;进展期胆管癌、胰腺癌根治手术后的治疗;②治疗腹膜癌:包含胃癌、结直肠癌、胆管癌、胰腺癌、卵巢癌、子宫内膜癌、腹膜假性黏液瘤、腹膜恶性间皮瘤、癌性腹水、其他恶性肿瘤腹膜种植性转移的治疗;③原发、继发腹膜癌引起的恶性腹水患者(图 3-1)。

 2. 国内外腹腔热灌注化疗开展得怎么样

1980 年 Sprat 等在腹腔化疗的基础上,应用热能增加抗癌药物疗效的热动力效应,综合性地把热疗和化疗相结合,首次采用持续循环腹腔热灌注化疗技术治疗腹腔恶性肿瘤,为腹腔恶性肿瘤的治疗提供了新途径。40余年来,腹腔热灌注化疗技术取得了较大进展,疗效不断被证实,已逐渐被写入包括 NCCN、ESMO 等在内的多项国内外肿瘤诊疗指南和共识中,被美国、澳大利亚、日本、法国、意大利、荷兰等国家广泛应用,且部分国家已将腹腔热灌注化疗技术作为预防和治疗腹膜种植转移的标准疗法。我国腹腔热灌注化疗技术起步较晚,自保瑞医疗的精准腹腔热灌注化疗技术推出以来,国内已有近五百家医疗单位引进使用,且基本实现了国内一、二、三线城市核心三甲医院的全覆盖。截至 2020 年底,全国累计已使用 50 余万例次,获得了较为满意的临床疗效,未出现明确的与腹腔热灌注化疗技术相关的严重不良反应的报道,安全和有效性也获得了国内大量肿瘤专家的认可,使我国腹腔热灌注化疗技术开展达到了世界先进水平。

 3. 腹腔热灌注化疗治疗肿瘤的机制是什么

腹腔热灌注化疗的作用机制是利用癌细胞和正常组织对高温耐受程度的差异,将化疗药物与灌注液混合加热到一定的温度,灌注到恶性肿瘤患者的腹腔中,从而达到治疗目的。其抗肿瘤的主要机制包括:高温对肿瘤的直接杀伤效应、高温与化疗药物抗肿瘤的协同作用以及机械冲洗作用等。腹腔热灌注化疗治疗既可通过大容量腹腔持续灌注机械性冲刷作用清除腹腔内残留的癌细胞和微小转移灶,又可使温热方法与化疗药物相结合共同杀灭腹腔内残留癌细胞。大容量的含化疗药物的温热液体能够使腹腔的微小癌转移灶更充分地与化疗药接触,灌注过程中灌注液对腹腔的游离癌细胞起到机械的清除作用,化疗药物灌入腹腔后,由于"腹膜—血浆"屏障的存在,可在腹腔内形成较高、恒定、持久的药物浓度,进入体循环的化疗药较少,全身毒副作用小,使腹腔热灌注化疗较单纯腹腔化疗治疗在临床应用中具有明显的优势。

 4. 腹腔热灌注化疗与单纯腹腔化疗有什么不同

腹腔化疗是临床较常用的局部治疗方式,现在又有腹腔化疗泵的出现使得治疗更加方便,但从治疗的作用和效果上来说,它跟腹腔热灌注化疗还是有很大不同的,有个小故事可以做个形象的对比——小时候大家普遍生活条件不好,一罐白糖吃完了,连糖渣也得化成水喝掉,倒点温热水进去,摇一摇,剩下的糖粒会更快融化掉,倒出来糖水后,糖罐也是干干净净的。其实腹腔热灌注化疗也是同样的道理,除了有腹腔局部化疗的作用,还有温热杀灭癌细胞、热化疗增敏和反复循环灌洗利用机械冲刷力杀灭清除癌细胞的作用,所以跟腹腔化疗的疗效肯定是不一样的。经过多年的临床实践和技术发展,腹腔热灌注化疗的疗效不断被证实,已逐渐被写入包括美国、欧洲、中国等在内的多项国内外肿瘤诊疗指南和共识中。

 5. 不开腹手术能做腹腔热灌注化疗吗

当然可以。腹腔热灌注化疗是解决中晚期肿瘤患者腹膜转移和恶性腹水问题的一种安全有效的治疗手段,对于可先行手术的患者,可在术中完成置管,开腹手术直接在关腹前将管道放于指定位置,腹腔镜手术可在腹腔镜直视下置管,术后即开始治疗;对于无法手术或已经术后的大量恶性腹水患者,可在 B 超引导下或腹腔镜辅助下置管,B 超引导置管可在基础麻醉联合局麻下进行,腔镜辅助置管需在全麻下进行,对于腹水较少或无腹水患者,可以制造人工腹水再行 B 超引导下穿刺置管;置管后按疗程进行治疗,疗程结束后拔管。各种置管方式都有规范化流程可为临床提供指引。

 6. 腹腔热灌注化疗需要麻醉吗

虽说腹腔热灌注化疗是一项安全、有效的"舒适化"治疗方式,但为了减轻患者的不适及提高患者的耐受性,通常进行腹腔热灌注化疗治疗时是需要麻醉的,可以在气管插管全麻下实施,也可以在全身静脉麻醉下实施,具体的麻醉方式要根据治疗时的具体情况来决定。一般开腹或腹腔镜术后在原麻醉下进行,B 超引导置管后腹腔热灌注化疗在静脉全麻加局麻下进行。腹腔热灌注化疗全程需要生命体征监测。

7. 腹腔热灌注化疗中常用的麻醉方法有哪些,各有什么特点

目前开腹情况下体腔热灌注治疗或腹腔镜下体腔热灌注治疗主要采用气管内插管全身麻醉、非气管插管静脉全麻和椎管内麻醉;B超引导下腹腔穿刺仅需局部麻醉即可。各种麻醉方法和麻醉药都有其各自的特点、适应证及禁忌证,需要结合患者病情和手术实施方式选择麻醉方式。①气管内插管全身麻醉:气管内插管全身麻醉能够保证患者的呼吸道通畅和充分的氧供,可以提供良好的肌肉松弛和适当的麻醉深度,满足手术要求的同时安全、效果确切,患者感觉舒适。全麻诱导可选择吸入诱导、静脉诱导与复合诱导的方法;②非气管插管静脉全麻:对于外科术后单纯行体腔热灌注治疗的患者可选用非气管插管静脉全麻,患者入观察室监测生命体征同时吸氧,注意给药后患者的呼吸及循环改变;③椎管内麻醉:椎管内麻醉时无论是蛛网膜下腔阻滞还是硬膜外阻滞,均是通过阻滞脊神经,从而阻滞交感、感觉、运动神经纤维。椎管内麻醉对全身系统的影响,主要取决于阻滞的范围及阻滞的程度。行开腹肿瘤细胞减灭术加腹腔热灌注治疗的患者,可选用椎管内麻醉。该麻醉方式对呼吸、循环、肝和肾功能影响小,痛觉阻滞完善,腹部肌肉松弛满意,并可用于术后止痛。生命体征不稳定、凝血功能异常、穿刺部位有感染、无法配合的患者不适用该麻醉方法。

 8. 全麻药物对腹腔热灌注化疗患者术后有什么影响

全麻药物对腹腔热灌注化疗术后的患者影响较小。全麻主要是指利用全麻药物使中枢神经系统产生功能性可逆性的抑制。很多患者顾虑使用全麻药后是否会影响其智力与思维,麻醉学至今已发展了一个半世纪,已经淘汰了无数对机体有损伤的方法和药物,因此这种担心完全是不必要的。当然在全麻药物尚未完全消除的情况下,患者可表现为中枢抑制现象,如嗜睡、反应迟钝及动作缓慢等,但随着时间延长(1~2天),药物代谢完成后可迅速恢复。如果患者出现中枢神经系统不可逆性损害则可能是其他原因所致,如缺氧、二氧化碳蓄积等,这些与全麻药物无关。

 9. 腹腔热灌注化疗治疗前患者需要做什么准备

①自身准备:治疗前一天待护士执行完备皮,需沐浴、穿清洁患者服、取下所有佩戴的饰品以及假牙等;治疗前一晚保证充足睡眠;入手术室前脱掉所有私人衣物包含内衣裤,只穿一套清洁患者服,气温较低时应注意

预防感冒。②术前锻炼：治疗前一天护士会教患者呼吸功能锻炼、有效咳嗽咳痰的方法；患者应积极学习并加以练习，以保证治疗后能有效进行相关锻炼，防止肺部并发症的发生；同时，患者还需锻炼在床上大小便，以便治疗后卧床期可以顺利适应床上大小便。③肠道准备：单纯腹腔热灌注化疗治疗前6小时开始禁食、禁饮，如果出现头晕、眼花、出冷汗、心悸等不适，及时告知医护人员。如果实施腹腔热灌注化疗治疗+其他手术，肠道准备则按照医护人员的要求严格执行。④留置导尿与胃肠减压管：一般于治疗前会给予患者插尿管与胃管，以保证治疗过程顺利。⑤术后管道护理知识：术后可能停留的管道包括四条腹腔灌注管、胃管、尿管，应保持各条管道妥善固定，特别注意翻身、起床活动前应首先将管道固定妥善，然后再进行相关活动；其次，除了四条腹腔灌注管夹闭外，应保持其他管道引流通畅，防止其扭曲、折叠、受压；学会观察各引流管内引流液的颜色、性质，并注意量的变化，如果出现异常，及时告知医护人员。

10. 腹腔热灌注化疗转化治疗后多久可以进行开腹手术

用腹腔热灌注化疗进行转化治疗后3周左右可以行开腹手术/探查。恶性肿瘤腹膜种植转移合并恶性腹水往往出现在晚期肿瘤患者中，传统观念认为此类患者没有根治性切除肿瘤的机会。但是随着腹腔热灌注化疗的逐步应用，部分此类患者通过腹腔热灌注化疗转化治疗后，有望获得根治性手术机会，从而获得更好的治疗效果和更长的生存期。那么手术时机如何选择，主要基于以下因素考虑：首先，腹腔热灌注化疗虽然属于局部治疗，但治疗过程中用到的化疗药物可被人体一定程度的吸收，所以也有可能引起全身的不良反应，需要一定的时间观察。其次，腹腔热灌注化疗用药是参照相应肿瘤的系统化疗方案，目前腹部恶性肿瘤的化疗间隔一般为3周。再次，出现恶性腹水患者往往已是晚期，且大部分同时合并低蛋白血症等营养不良情况，腹腔热灌注化疗后也可能加重低蛋白血症，需要改善营养状况后再行下一阶段治疗。所以，用腹腔热灌注化疗进行转化治疗后3周左右才可行开腹手术/探查。

11. 腹腔热灌注化疗选择什么灌注液

腹腔热灌注化疗的灌注液主要以生理盐水为主，也有采用葡萄糖液、林格氏液、代血浆、蒸馏水等的文献报道。腹腔热灌注化疗的容量为4 500～6 000毫升，以充分充满腹腔、建立通畅的内循环为原则。需要注意的是，奥沙利铂和卡铂用生理盐水稀释可导致化疗药物药效不稳定,需用5%葡萄糖液作为灌注液,腹腔热灌注化疗术中可引起血糖升高,需监测血糖变化并及时做相应的处理,对于合并糖尿病的患者应尤其注意。

 12. 腹腔热灌注化疗灌注液容量是多少

　　腹腔热灌注化疗灌注液的容量一般根据患者腹腔容量而定,以充满腹腔、建立通畅的内循环为原则。腹腔灌注通常备液4 500～6 000毫升,因灌注管道、循环池内需存留部分液体,实际循环灌注到腹腔内是2 500～3 500毫升。

 13. 腹腔热灌注化疗用葡萄糖作为灌注液需要多久监测一次血糖

　　若患者既往无糖尿病、糖耐量正常情况下,只需在灌注结束后及2个小时各测一次血糖,若持续升高,可给予短效胰岛素,并继续监测;若既往有糖尿病、糖耐量异常或术前检查血糖增高,则灌注前需测血糖,根据监测结果做对应处理,待血糖恢复正常后再开始灌注治疗;灌注开始半小时、治疗结束及治疗后2小时均需重复监测血糖,并根据血糖值做相应处理;另外,灌注液可用5%葡萄糖或与灭菌注射用水勾兑,稀释浓度,静脉输液也可选用生理盐水,测血糖时针刺的手指应避免选择为输液侧,以减少输液对血糖值的影响。

 14. 腹腔热灌注化疗的过程中为什么要适量补液

　　腹腔热灌注化疗灌注液的温度一般为43℃,灌注过程中由于患者会吸收大量的热量,可能引起体温轻度、一过性的升高。此时机体会启动散热机制来实现自我的体温调节以维持内环境的稳定。因此患者会出汗散热,有的甚至大汗淋漓,如果不及时补液有可能会因出汗过多、体液丢失而引起虚脱。因此,体腔热灌注的同时应给予补液,术后或禁食患者应适当增加补液量,以补充出汗引起的体液丧失。

 15. 腹腔热灌注化疗后为什么要复查血常规和肝肾功能

　　腹腔热灌注化疗虽然属于局部治疗,但也会用到化疗药物,且腹腔内化疗药物可通过腹膜等器官表面的血管、淋巴管一定程度地吸收入血液和淋巴液,所以也有可能引起全身的不良反应;骨髓抑制是化疗最常见的不良反应之一,虽然腹腔热灌注化疗引起的不良反应要比全身化疗轻微,但基于患者安全考虑,灌注后仍然要监测血常规,如果出现异常应及时处理,避免因白细胞下降而诱发感染、血小板下降而引发内脏出血。肝肾功能损害也是化疗过程中常见的不良反应,我们同样需要监测肝肾功能,如果发现肝肾功能损害,应及早干预,予以护肝、利尿等,减量或停止后续治疗过程中化疗药物使用,或者采用单纯腹腔热灌注治疗,不加化疗药物,避免导致不可逆的肝肾功能损害。

 16. 预防性腹腔热灌注化疗一般做几次,术中做了术后还要再做吗

腹腔热灌注化疗治疗的预防性应用适用于腹膜转移高风险患者根治性切除术后,即经腹腔热灌注化疗治疗积极处理,可以清除游离癌细胞和微小癌结节,有效预防腹膜癌的形成,提高患者的无瘤生存期。根据我国权威专家组推荐,预防性腹腔热灌注化疗治疗常在根治性手术(如胃癌、结直肠癌、卵巢癌)术中做 1 次,术后做 1~2 次,具体临床应用还需综合临床实际及患者情况制订方案;治疗性腹腔热灌注化疗治疗用于治疗恶性腹水、腹膜癌,一般做 3~5 次;灌注治疗一般都建议间隔 24 小时或以上。

 17. 腹腔热灌注化疗能在病房进行吗

开放手术或腹腔镜手术置管后,第一次热灌注治疗可立即在手术室进行,此时患者仍处于全麻监护状态下,耐受性最好;剩余疗程可在手术室、ICU、重症加强护理病房、灌注治疗室或配备有吸氧和心电监护设施的病房或床旁进行。B 超引导下穿刺置管后,热灌注治疗即可在 B 超室、灌注治疗室或配备有吸氧和心电监护设施的病房或床旁完成。腹腔热灌注治疗过程中要给予患者镇静镇痛、静脉补液,严密监测患者生命体征变化并及时给予对症处理,患者一般耐受情况良好。

 18. 胃肠道肿瘤患者胃肠切除术后行腹腔热灌注化疗安全吗,术后需做多少次腹腔热灌注化疗

既往回顾性和前瞻性随机对照研究结果均表明,胃肠道恶性肿瘤患者胃肠切除术后进行腹腔热灌注化疗是安全的,不会增加围手术期的并发症发生率和不良事件。腹腔热灌注化疗的并发症主要和治疗温度不精准有关,精准控温是降低并发症发生率的重要方式。个别患者会出现胃排空障碍、肠麻痹,但这些并发症多与患者本身的疾病或手术有关,经对症处理后可恢复正常。胃肠道癌患者胃肠切除术后行腹腔热灌注化疗临床医生最为担心的问题是吻合口瘘,但多项研究表明:腹腔热灌注化疗患者胃肠吻合口瘘的发生与患者营养状况、吻合口血运和张力、医师吻合技术有关,与腹腔热灌注化疗技术无明确关系,腹腔热灌注化疗不增加吻合口瘘的风险。

关于胃肠道癌患者手术后腹腔热灌注化疗治疗时间和次数国内外尚无统一的标准,精准腹腔热灌注化疗一般推荐:灌注时间 60~90 分钟,一般为 60 分钟,多次腹腔热灌注化疗时,每次治疗间隔至少为 24 小时。根治性切除手术后预防性的腹腔热灌注化疗,一般进行 1~2 次;减瘤手术后治疗性的腹腔热灌注化疗,一般进行 1~3 次,视患者情况可以增加到 3~5 次;如果是腹腔广泛转移瘤或大量腹水患者的腹腔热灌注化疗,一般推荐 3~5 次。

 ## 19. 腹腔热灌注化疗治疗胃肠道肿瘤时的常用药物有哪些

腹腔热灌注化疗用药参考该瘤种全身化疗用药方案,通常也采用联合用药的方案。常用的化疗药物有:①胃癌:紫杉醇、多西他赛、奥沙利铂、顺铂、5-氟尿嘧啶和表柔比星等;②结直肠癌:奥沙利铂、5-氟尿嘧啶、雷替曲塞、伊立替康和丝裂霉素等;③妇科肿瘤:顺铂、紫杉醇、多西他赛、奥沙利铂、卡铂、吉西他滨、伊立替康和培美曲塞等;④腹膜假黏液瘤:奥沙利铂、卡铂、顺铂、雷替曲塞、丝裂霉素和表柔比星等;⑤肝、胆、胰腺癌:紫杉醇、多西他赛、奥沙利铂、卡铂、顺铂、5-氟尿嘧啶、丝裂霉素、表柔比星和吉西他滨等;⑥腹膜间皮瘤:顺铂、培美曲塞等。

 ## 20. 腹腔热灌注化疗顺铂如何应用,治疗过程中需要水化治疗吗

使用顺铂进行腹腔热灌注化疗时首先需要水化处理。43℃下进行腹腔热灌注化疗治疗,顺铂使用剂量为 70 毫克/平方米、治疗持续 1 小时情况下,顺铂实际有效使用量可达到给药量的 78%。据报道,腹腔热灌注化疗治疗中顺铂使用剂量达到 80 毫克/平方米时,会出现限制性毒性反应,特别是肾毒性发生率显著增加;考虑到肾脏毒性反应具有迟发性,该研究

顺铂使用剂量不应超过 70 毫克/平方米。针对亚洲人群的研究表明,顺铂使用剂量达到 90 毫克/平方米时,急性肾损伤的发生率可达到 40%,其中 37%可发展为慢性肾损伤。热效应会增强顺铂的细胞毒性,结合现有证据建议,肿瘤患者接受顺铂进行腹腔热灌注化疗时(43℃、治疗 1 小时),给药剂量不宜超过 80 毫克/平方米。硫代硫酸钠可缓解顺铂的肾脏毒性,可酌情用于已存在肾功能不全的患者。

顺铂主要由肾排泄,通过肾小球过滤或部分由肾小管分泌,用药后 96 小时内 25%~45%由尿排出。累积性及剂量相关性肾功能不良是其主要限制性毒性,一般剂量每日超过 90 毫克/平方米即为肾毒性的危险因素,主要表现为肾小管损伤。急性损害一般见于用药后 10~15 天,血尿素氮及肌酐增高,肌酐清除率降低,多为可逆性,反复高剂量治疗后可致持久性的轻至中度肾损害。目前除水化外,尚无预防顺铂所致的肾毒性的有效手段,水化同时需注意维持水电解质平衡;另外,老年患者肾小球滤过率及肾血浆流量减少,药物排泄率降低,需慎用顺铂,如肾功能正常,可给予全量的 70%~90%。

21. 腹腔热灌注化疗应用紫杉醇时如何选择预处理方案

腹腔热灌注化疗采用紫杉醇作为化疗药物常用于卵巢癌、胃癌、宫颈癌。因紫杉醇注射液采用聚氧乙基蓖麻油与无水乙醇的混合液为溶液,聚氧乙基蓖麻油在体内会降解释放组胺,导致过敏反应,多为Ⅰ型变态反应,发生率为 11%~20%,其中严重过敏反应发生率为 2%。主要表现为支气管痉挛性呼吸困难,胸闷气慌,面色潮红,低血压,血管神经性水肿,荨麻疹甚至休克。与用药剂量大小无关,一般发生在第一次用药后最初 1 小时内,严重反应常发生在用药后 2~10 分钟,因此用药前必须进行预处理。腹腔热灌注化疗应用紫杉醇时应按以下方案预处理:腹腔热灌注化疗之前 30 分钟,0.9%氯化钠 10 毫升+地塞米松 10 毫克静脉推注,苯海拉明 20 毫克肌内注射,0.9%氯化钠 100 毫升+西咪替丁 0.2 毫克静脉滴注。

22. 腹腔热灌注化疗过程中,紫杉醇与铂类联用时先用哪种

紫杉醇与顺铂联用时,若先用顺铂会加重紫杉醇的主要毒性;而与阿霉素或环磷酰胺联合用药,先用阿霉素或环磷酰胺会增加紫杉醇的耐受性,故临床联合用药时一定要注意用药的先后顺序。当顺铂在紫杉醇之前给药,药时曲线下面积(代表药物的生物利用度、药物在人体中被吸收利用

的程度)平均最低值大于相反顺序给药的药时曲线下面积,说明机体对前一种的清除率较低。紫杉醇和顺铂联合给药依赖性的研究,提示当使用一些能调整多功能氧化酶代谢作用或由多功能氧化酶所代谢的药物与紫杉醇联用可能引起紫杉醇滞留体内,提高机体中毒的可能性,顺铂对多功能氧化酶有调节作用,使紫杉醇的清除率降低30%,故要先用紫杉醇再用顺铂。

 23. 腹腔热灌注化疗药物有多少可以被吸收,用药量是否需要比静脉给药更多

各种化疗药物腹膜吸收率和热协同增敏效应都不同,可参考以下表格:

表 3-1 腹腔热灌注化疗药物及效果

药物	分子量	pAUC/sAUC	温热增敏性	腹膜下渗透性	最小致死剂量
多柔比星	380	230	是	4~6cell layers	$15mg/m^2$
美法仑	305.2	93	显著	NA	$70mg/m^2$
丝裂霉素	334.3	32.5	是	2mm	$35mg/m^2$
顺铂	300.1	7.8	是	1~3mm	$300mg/m^2$
吉西他滨	299.5	500	48小时	NA	NA
米托蒽醌	517	115~255	是	5~6 cell layers	$28mg/m^2$
奥沙利铂	397.3	16	是	1~2mm	$460mg/m^2$
依托泊苷	568.58	65	是	NA	$700mg/m^2$
伊立替康	677.19	NA	否	NA	NA
紫杉醇	853.9	1 000	否	80 cell layers	120~180mg
多西他赛	861.9	552	是	1.4mm/40mi	$156mg/m^2$
氟尿嘧啶	130.08	250	是	0.2mm	$650mg/m^2 \times 5d$
卡铂	371.25	10	是	0.5mm	$500mg/m^2$
雷替曲塞	458.5	NA	是	0.5mm	62mg/kg

腹腔热灌注化疗的药物选择除考虑原发病种类外,也要参考患者以往对化疗药物的敏感性,同时兼顾药物本身的特性,如药物对腹腔肿瘤的穿透力、腹膜吸收率、热疗对腹膜的刺激性等。化疗药物的剂量原则上以系统化疗用量为标准,可根据患者年龄、身体状况、化疗药物耐受性和骨髓增生能力进行适当调整。如联合应用,建议在腹腔热灌注化疗治疗前后间隔2周,以防发生骨髓抑制;使用顺铂时,常规进行水化处理;使用紫杉醇时,治疗前应常规预防过敏反应。

 24. 腹腔热灌注化疗一般需进行几个疗程,间隔多久为好

腹腔热灌注化疗具体疗程要根据患者的具体病情来确定。腹腔热灌注化疗预防性应用一般建议灌注1~3次,合并腹膜种植转移高危因素(例如胃癌、肠癌患者肿瘤侵犯浆膜层)的患者在根治性手术术后进行灌注治疗,从而起到预防肿瘤腹膜种植转移的目的。对于已经存在腹膜癌或恶性腹水的患者治疗时,由于已经有了明确的腹膜肿瘤病灶,为了达到更好的治疗效果,其治疗次数就较预防性治疗要多一些,治疗腹膜癌及恶性腹水一般建议灌注3~5次。腹腔热灌注化疗中肿瘤细胞会产生热休克蛋白抵抗热疗,需等待热休克蛋白降解后再灌注以达到更好的治疗效果,这个过程一般需要24小时,因此,腹腔热灌注化疗一般都建议间隔24小时或以上。

(林坤鹏　张本源　杨贤子)

第二节　腹腔热灌注化疗的适应证及禁忌证

 1. 哪些患者适合做腹腔热灌注化疗

腹腔热灌注化疗主要用于治疗:①预防腹膜癌:包含进展期胃癌、结直肠癌、卵巢癌根治手术后预防腹膜种植转移;进展期胆管癌、胰腺癌根治手术后的研究性治疗;②治疗腹膜癌:包含胃癌、结直肠癌、胆管癌、胰腺癌、卵巢癌、子宫内膜癌、腹膜假性黏液瘤、腹膜恶性间皮瘤、癌性腹水、其他恶性肿瘤腹膜种植性转移的研究性治疗;③原发、继发腹膜癌引起的恶性腹水患者。

 2. 肿瘤切除手术后还有进行腹腔热灌注化疗的必要吗

当然有必要。外科手术只能最大限度切除肉眼可见的肿瘤组织,遗憾的是很多微转移灶或游离的肿瘤细胞是肉眼看不到的,甚至用影像设备也难以发现。外科手术过程中也会造成部分肿瘤细胞的浸润和散落;而且原发肿瘤切除后,24小时残留癌细胞增殖动力学发生变化,残留G_0期癌细胞进入增殖期,残留癌细胞3天后增殖速度减缓,1周后恢复到术前水平。术后腹腔热灌注化疗可以直接清除直径<2.5毫米微小腹膜转移灶或游离癌细胞,对于潜在腹膜转移高风险患者根治性手术后预防性的治疗,经过腹腔热灌注化疗积极处理,清除游离癌细胞和微小癌结节,可以预防腹膜癌的形成,提高患者的无瘤生存期,改善患者的预后。因此肿瘤切除手术后进行腹腔热灌注化疗十分有必要。

 3. 肿瘤采用手术、放化疗、靶向治疗就可以了,为什么还要用腹腔热灌注化疗

　　腹腔热灌注化疗主要用于预防和治疗肿瘤在腹腔内的复发和种植转移,对于中晚期肿瘤引发的恶性积液也有很好的控制效果。腹腔内的肿瘤主要指发生于胃肠、肝胆、胰腺以及卵巢子宫的肿瘤,目前这些肿瘤的发病率都非常高。肿瘤在其发生发展的过程中,有一些肿瘤细胞会随着淋巴和血液循环,遇到合适的“土壤”就像种子一样扎根生长造成复发转移;此外,还有一些肿瘤当其生长突破器官的表面以后,会有更多的游离癌细胞像蒲公英种子一样散落到腹腔,在腹膜表面生长形成星星点点大小不一的转移灶;肉眼可见的较大的转移灶可以通过手术摘除,遗憾的是很多微转移灶或游离的肿瘤细胞是肉眼看不到的,术前影像设备(CT、磁共振)也难以发现。且由于腹膜屏障的存在,全身治疗(放化疗、靶向治疗)对腹膜转移的控制效果有限,最终会造成顽固性腹水、腹胀、气促、恶病质、疼痛以及其他相应的症状,为患者带来无限痛苦,也缩短了患者的生存时间。腹膜种植转移是多种肿瘤最常见、最多发、最严重的并发症,是公认的医学难题。尤其在中国,大多数肿瘤患者就诊时已经是中晚期,通常已经合并有腹膜转移。腹腔热灌注化疗为腹膜转移的预防和治疗带来了新的治疗方法,近年来也获得了越来越多的认可。

 4. 早期肿瘤患者需要行腹腔热灌注化疗吗

　　早期肿瘤患者一般不建议行腹腔热灌注化疗治疗。腹腔热灌注化疗治疗一般适用于治疗恶性肿瘤腹腔种植转移及原发于腹膜的腹膜癌、癌性腹水及进展期恶性肿瘤行根治性手术后预防腹膜癌形成。对于早期恶性肿瘤患者出现术前或术中破裂出血者行根治性手术后可以考虑行腹腔热灌注化疗治疗以降低肿瘤腹腔种植转移的概率。

 5. 哪些患者不适合做腹腔热灌注化疗

具有以下任何一类因素的患者均不适合做腹腔热灌注化疗,包含:①各种原因所致腹腔内广泛粘连;②吻合口存在水肿、缺血、张力等愈合不良因素者;③肠梗阻患者;④有明显肝肾功能不全者;⑤严重心血管系统病变;⑥生命体征不稳定者;⑦恶病质患者;⑧严重全身性感染等。

 6. 腹腔热灌注化疗有哪些禁忌证

腹腔热灌注化疗适用于预防与治疗腹膜转移癌及其引起的恶性腹水,但以下患者是腹腔热灌注化疗的禁忌证:①各种原因所致腹腔内广泛粘连;②吻合口存在水肿、缺血、张力等愈合不良因素;③完全肠梗阻;④明显肝肾功能不全;⑤合并骨髓抑制,外周血白细胞、血小板低下;⑥严重心血管系统病变;⑦感染性疾病,尤其是严重腹腔感染;⑧出血倾向或者凝血功能障碍;⑨生命体征不稳定;⑩恶病质。

 7. 高血压患者能否行腹腔热灌注化疗

高血压患者能否行腹腔热灌注化疗主要取决于其心、脑、肾等主要脏器的功能状态。原发性高血压病理基础为全身小动脉痉挛与粥样硬化,外周阻力高于正常值,机体重要脏器功能逐渐下降。如心脏为满足代谢要求,必须克服已增高的外周阻力而致氧耗量增加,负责供血供氧的冠状动脉可因粥样硬化引起心肌缺血,导致心功能下降,甚至发生心肌梗死和心力衰竭。大脑血管痉挛,血压异常升高,则易破裂出血发生脑卒中,这是高血压患者最常见的死亡原因之一。临床上按其严重程度一般将高血压分为三期:数值达到标准而无器官损害者为第Ⅰ期;器官虽有损害而功能尚可代偿者为第Ⅱ期;否则为第Ⅲ期。就一般而言,尚处于第Ⅰ期的高血压患者行腹腔热灌注化疗的危险性与普通患者相似,第Ⅱ期又未治疗者,术中、术后可能发生严重并发症,如心力衰竭和脑血管意外等发生率明显上升,故应待血压稳定后再手术;第Ⅲ期者,尤其舒张压高于110毫米汞柱,术前应积极治疗,控制血压,否则不宜手术。腹腔热灌注化疗总体上对患者病理生理干扰较小,对患者身体素质条件要求不高。

8. 患者有肝功能异常,是否可以做腹腔热灌注化疗

腹腔热灌注化疗对患者肝功能的影响较外科手术小。总胆红素、谷丙转氨酶、谷草转氨酶、γ-谷氨酰基转移酶等肝功能异常暂无明确标准值须禁行腹腔热灌注治疗,每个患者需根据病情及一般状况不同进行判断。建议对于需行肝移植、人工肝等患者禁用热灌注治疗,而对于术后轻微肝功能异常者,选择化疗药时注意不要选择经肝脏代谢的药物即可正常开展。

 9. 肾功能不全患者是否可以做腹腔热灌注化疗

多种疾病会导致患者肾功能不全,如肾炎、高血压肾病、糖尿病肾病、肿瘤浸润肾脏等。临床上对于合并肾功能不全的肿瘤患者进行治疗时,我们主要考虑以下两个方面的问题:一方面是患者肾功能不全对抗肿瘤治疗有什么影响,二是抗肿瘤治疗是否会加重患者肾功能损害。多种抗肿瘤的药物都可能导致肾功能障碍,抗肿瘤治疗药物对肾功能的影响是多方面的,可以影响肾小球、肾小管、肾间质以及肾脏的微灌注,可致肾功能异常、甚至肾衰竭。一些药物引起的肾小球滤过率下降是剂量相关性,临床上可以预料,有一些药物引起的肾脏损害是长期不可逆的,其中代表性药物顺铂是最常见的引起肾脏损害的药物,一般要求患者肾小球滤过率在 50～60 毫升/分钟以上。因此,对于合并肾功能不全的肿瘤患者,我们要准确评估患者的肾脏功能,同时充分了解各种药物代谢过程和对肾功能的影响,根据患者的肾小球滤过率选择药物,并结合患者临床所表现的不良反应调整药物剂量;同时针对药物不同反应进行预防,避免加重肾功能损害的危险因素,保证患者血容量,避免合用其他肾毒性药物,解除泌尿系统梗阻,应尽量选择不会造成肾功能损害的药物。综上所述,对于合并肾功能不全的肿瘤患者,行腹腔灌注化疗治疗时一定要十分慎重。

 10. 心肺功能不好的患者能做腹腔热灌注化疗吗

腹腔热灌注化疗对患者心肺功能的影响较外科手术小,大量临床实践证明,体腔热灌注化疗并未对患者的血压、呼吸、心率等造成明显影响,理论上除了严重的心肺功能低下者之外均可行体腔热灌注化疗,但具体病例具体分析,患者的实际耐受情况还需要专业医护人员根据患者自身实际情况综合评估。在灌注治疗过程中需严密监测患者一般状态和生命体征。

11. 大于 75 岁的患者可以用腹腔热灌注化疗吗

患者年龄大于 75 岁时，腹腔热灌注化疗治疗后并发症的发生风险会明显增加，但腹腔热灌注化疗治疗的临床实践中也有不少年龄大于 75 岁甚至达 80 岁的患者安全耐受的案例；建议年龄大于 75 岁患者慎用腹腔热灌注化疗治疗，治疗期间需给予全面评估和严密监测，治疗时降低灌注总容量和灌注流速，根据患者的反应和监测指标变化随时调整治疗方案。

 12. 肝硬化、肝性腹水可以用腹腔热灌注化疗吗

腹腔热灌注化疗仅针对肿瘤引起的恶性腹水患者有治疗效果，如原发性肝癌或肝癌引起的恶性腹水，大量临床数据已表明其治疗恶性腹水的有效性。而肝硬化引起腹水的原因主要有：门静脉高压导致静脉、淋巴液回流受阻形成漏出液；低蛋白血症引起血浆胶体渗透压下降，导致腹水形成；激活肾素—血管紧张素—醛固酮系统，引起腹水等非肿瘤因素。因此对于肝炎、肝硬化、营养不良等良性或感染性腹水，腹腔热灌注化疗疗效不佳，同时由于热疗会引起腹膜通透性增加，继而引起胶体渗透压降低、液体丢失，从而有可能加重腹水，不宜采用腹腔热灌注化疗。

 13. 肝硬化肝癌合并大量腹水患者进行腹腔热灌注化疗会不会引起肝性脑病，如何预防

虽说腹腔热灌注化疗是一项安全、有效的治疗方法，但由于肝癌患者往往合并肝功能不全的合并症，因此肝硬化肝癌并大量腹水患者行腹腔热灌注化疗时有可能诱发肝性脑病。肝性脑病主要是由于患者肝功能有损伤，腹腔压力改变、门脉压力增高等因素诱发，特别是行门-体静脉分流患者容易出现；肝硬化肝癌患者大多有肝功能损伤，腹腔热灌注治疗过程中可能导致电解质紊乱、循环血量一过性减少，这些因素导致机体代谢、循环紊乱从而诱发肝性脑病发生，建议临床治疗中做到以下几点：①安全第一，腹腔热灌注化疗应先排除是否合并门脉癌栓、食管—胃底静脉曲张等情况，如有门静脉高压，需先对症处理；②灌注前可少量、分次引流，一次引流不超过 2 000 毫升，避免灌注突发腹腔压力改变；③加强肝功能保护，控制体循环容量和腹腔灌注时灌注液容量；④保持大便通畅等。

14. 肠梗阻患者解除了梗阻以后可以进行腹腔热灌注化疗吗

肠梗阻患者根据梗阻的性质和原发病,进行相应的处理后是可以进行腹腔热灌注化疗的。如因肠粘连引起的轻度梗阻,可在肠粘连松解术后可行腹腔热灌注化疗;如梗阻时间长,而且上段肠管扩张水肿较明显,同时存在有吻合口的情况下,建议术后加强白蛋白补给,提高胶体渗透压,3~5天后再行腹腔热灌注化疗;如低位梗阻,用常规处理方法解除梗阻后即可以行腹腔热灌注化疗,如需做肠造口术,在行造口术后观察患者一般情况,如患者一般情况良好即可行腹腔热灌注化疗。

（林坤鹏　杨贤子　崔书中）

第三节　腹腔热灌注化疗在治疗腹水中的应用

1. 什么是腹腔积液,什么是恶性腹水

正常状态下,人体腹腔内有少量液体,一般少于200毫升,对肠道蠕动起润滑作用。任何病理状态下导致腹腔内液体量增加,超过200毫升时称为腹腔积液。腹腔积液仅是一种病征,产生腹腔积液的病因很多,比较常见的有心血管病、肝脏病、腹膜病、肾脏病、营养障碍病、恶性肿瘤腹腔转移、结缔组织疾病等。恶性腹水是一种病理状态,是由恶性肿瘤细胞侵犯腹膜所致。导致腹水形成的肿瘤既有原发于腹腔内的肿瘤,也有从远处转移来的肿瘤。肿瘤细胞及其分泌的细胞因子破坏了腹膜分泌、吸收的动态平衡,导致腹腔内液体大量积聚,形成了恶性腹水。

2. 腹腔积液有哪些种类

根据引起腹腔积液的原因、腹水的性状、产生的速度等不同,腹腔积液分类方式也不尽相同,常见的分类方式如下:①根据其性状、特点,通常分为漏出性、渗出性和血性三大类。漏出性腹腔积液,常见原因有肝源性、心源性、静脉阻塞性、肾源性、营养缺乏性、乳糜性等;渗出性腹腔积液,常见原因有自发性细菌性腹膜炎,继发性腹膜炎(包括癌性腹腔积液),结核性腹膜炎,胰源性、胆汁性、乳糜性、真菌性腹膜炎等;血性腹腔积液,常见原因有急性门静脉血栓形成、肝细胞癌结节破裂、肝外伤性破裂、肝动脉瘤破裂、宫外孕等;②腹腔积液根据成因可分为两类。一类为中心性腹水,主要

由静脉或淋巴管阻塞所致;另一类为周围性腹水,由散布于腹膜表面的肿瘤结节刺激液体分泌而引起;③腹腔积液根据发病急缓分急性和慢性腹水两大类。急性无菌性腹水最常见的原因是出血流入腹腔,产生化学性刺激和炎症反应。其他体液如胆汁、胃液、肠液、尿液以及外科手术时手套上的淀粉或滑石粉等均可引起腹水。慢性腹水的病因主要是慢性肝病及消化道肿瘤引起腹水产生,包括慢性重型肝炎、肝硬化、自身免疫性肝病、消化道肿瘤等,多半是由于上述疾病引起低蛋白血症,门静脉高压或钠、水潴留等引起腹水的发生。

 3. 恶性腹水是怎样产生的

恶性腹水的形成机制较为复杂,腹膜液的产生和吸收、淋巴管阻塞被认为是恶性腹水形成的主要病理生理机制。恶性腹水形成的原因有:①肿瘤周围炎症及肿瘤浸润腹膜和肠壁,使血管内皮细胞受损,增加血管通透性;②膈下淋巴管被肿瘤细胞阻塞,使淋巴液回流受阻,导致水和蛋白潴留于腹腔;③癌肿压迫门静脉或者下腔静脉导致静脉压力升高,导致从肝窦流出的液体增多;④肿瘤晚期引起低蛋白血症,使血浆胶体渗透压降低;⑤大量腹水引起循环血量减少,刺激肾素-血管紧张素-醛固酮系统,导致水钠潴留;⑥肿瘤分泌的细胞因子使腹膜通透性增加、腹水的产生增多,或使淋巴引流阻塞、腹水吸收障碍也是恶性腹水形成的重要原因。

 4. 恶性腹水常见于哪些疾病

腹水的出现提示有临床疾病,通常要做腹水的常规检查,如果腹水当中发现有肿瘤细胞,也就是我们常说的恶性腹水。恶性腹水的原因比较多,首先来自于胃肠道方面的肿瘤,比如胃癌、结肠癌、直肠癌、胰腺癌等,肿瘤细胞侵犯到腹膜以后,可以造成腹水的出现。对于女性患者来说,比较常见的有卵巢癌、子宫癌等也可以造成恶性腹水的出现,卵巢癌是导致恶性腹水最常见的原发肿瘤,占30%~54%。还有一部分肿瘤来自腹膜,也可以造成明显的腹水症状,如腹膜假黏液瘤、腹膜间皮瘤等。

 5. 恶性腹水都有哪些临床表现

恶性腹水除有腹腔积液的常见症状外,常常伴有原发病的症状和体征。①腹水症状,常见有腹胀、腹痛、液体积聚等。腹胀是腹水最早、最常见的症状；恶性腹水患者常表现为全腹胀痛，并呈渐进性加重；液体积聚表现：腹水患者常常有体重增加及尿量减少。②腹水体征常有腹部膨隆、移动性浊音。平卧时前腹壁明显高于肋缘与耻骨联合的平面，外观呈凸起状，形如"蛙腹"；恶性腹水一般腹水量较多，当腹腔内腹水超过 1 000 毫升时，即可查出移动性浊音。③不同肿瘤导致的原发病症状各不相同。消化道肿瘤所致的恶性腹水，临床常有上腹饱胀、厌食、恶心、呕吐、黑便、呕血、黄疸等症状，查体可触及腹部包块。卵巢癌临床最常见的症状和体征是腹部包块，腹水出现早、产生快，部分患者月经不正常；子宫颈癌典型病例临床常表现为不规则阴道出血、分泌物增多、疼痛。恶性腹膜间皮瘤最常见的症状是腹痛，常位于上腹部或左上腹部，常见的体征是腹部包块，多由肠粘连形成。原发性腹膜癌患者，包块多呈"饼状"，有面大、边薄、界不清等特征。

 6. 恶性腹水如何诊断

　　肿瘤患者出现腹胀，腹围快速增加，同时体格检查发现有移动性浊音是腹水的主要特点。细致周密的体格检查是诊断腹水的有效方法。发现腹水后应行腹腔穿刺术，进行腹水的生化、肿瘤标志物以及细胞学检查，应与肝硬化、充血性心力衰竭、结核性腹水鉴别，恶性腹水常为血性，且多为渗出液。腹腔超声、CT 等检查可辅助诊断，腹水中找到肿瘤细胞可确诊，若细胞学检查未发现肿瘤细胞，也不能排除肿瘤腹腔转移，应多次、反复送检。腹腔镜辅助腹膜活检或超声引导下行经皮壁腹膜肿物穿刺活检术可提高诊断率。

 7. 如何区分少量、中量、大量腹水

　　恶性腹水根据腹水量的多少分为三级，即少量、中量、大量腹水。少量腹水仅通过超声检查才能发现；中量腹水表现为腹胀、食欲缺乏；大量腹水表现为明显腹胀、腹部膨隆、食欲缺乏，甚至双下肢水肿。临床上常用 B 超检查进行腹水分度，方便快捷准确，且对患者不会造成影响。①少量腹水：只有通过超声检查才能发现的腹水，患者一般无腹胀的表现，移动性浊音阴性；超声下腹水位于各个间隙，深度<3 厘米。腹水出现于肝肾间隙、盆腔及肝右前上间隙。②中量腹水：患者常有中度腹胀和对称性腹部隆起，移动性浊音阴性或阳性；超声下表现为腹水淹没肠管，但尚未跨过中腹，深度 3~10 厘米。除上述部位外，于胆囊床、膀胱周围、网膜囊及脾周围均可

见无回声液性暗区;③大量腹水:患者腹胀明显,查体移动性浊音阳性,可有腹部膨隆甚至脐疝形成;超声下腹水占据全腹腔,中腹部被腹水填满,深度>10 厘米。于肝脾周围、盆腔、肠袢周围均可见无回声区,并可见肠系膜、肠管在无回声区漂动。

 8. 恶性腹水如何治疗

恶性腹水的出现,往往意味着原发肿瘤已经出现腹腔种植转移,属于晚期肿瘤,因此恶性腹水的治疗是临床上一个非常困难的问题,在原发病治疗基础上,采取综合治疗方法,有助于病情缓解。目前治疗恶性腹水的方式分为两大类,即"治标"和"治本"。首先,因肿瘤细胞侵犯腹膜导致恶性腹水产生,故只有杀死肿瘤细胞才能彻底治好腹水。目前较为常用的方法有腹腔热灌注化疗、腹腔内化疗、全身化疗、靶向药物治疗、腹腔内注射放射性核素、生物反应调节剂如干扰素、肿瘤坏死因子-α 等,其中以腹腔热灌注化疗治疗效果最为确切,副作用最小,安全性最好,故腹腔热灌注化疗已成为恶性腹腔积液的主流治疗方法。其次为对症治疗,可在一定程度上缓解患者腹胀、腹痛等不适症状。包括在治疗肿瘤的同时或姑息治疗时可行利尿、腹腔穿刺引流、腹腔穿刺置管引流以及给予皮质类固醇、生长抑素类似物,以达到减少腹水或降低腹水产生速度的作用,减轻患者痛苦,提高患者积极配合治疗的依从性及生活质量,为后续治疗奠定基础。

 9. 腹腔热灌注化疗治疗恶性腹水真的有效吗

当然有效。恶性腹水是肿瘤患者晚期常见的并发症,腹水所致的腹胀腹痛、呼吸困难,传统治疗方法效果不佳。2015 年美国著名杂志上发表的一项研究,总结了腹腔热灌注化疗针对不同癌种的腹水控制情况,结果显示腹水的有效控制率达到 84%~100%;2017 年另外一项研究结果证实联合腹腔热灌注治疗显著延长了中位生存时间,且在控制腹腔积液、1 年总生存率、无瘤生存率、KPS 表现状态评分等方面均有优势。国内也有研究机构对 100 余例恶性胸腹水患者行体腔热灌注化疗,随访结果显示全部腹水患者症状缓解,患者一般状况、精神状态好转,食欲改善,体重增加,贫血症状改善,临床疗效满意,证明腹腔热灌注化疗治疗恶性胸腹水疗效显著,可明显改善患者生活质量,同时具有良好的安全性。

10. 恶性腹水腹腔热灌注化疗治疗后一般多久腹水会消退

首先需考虑腹水来源,腹水不一定是肿瘤引起的,腹腔热灌注化疗仅针对肿瘤引起的恶性腹水患者有治疗效果。出现恶性腹水患者往往已是晚期,且大部分同时合并低蛋白血症、恶病质等营养不良情况,应积极控制原发肿瘤和一定程度改善营养状况后,再行腹腔热灌注化疗。营养状况改善后,恶性腹水一般在行腹腔热灌注化疗后一周左右消退,但腹水持续消退的时间在个体间存在差异。有研究发现腹腔热灌注化疗对恶性腹水的有效率可以达到84%～100%〔腹水疗效评价国际标准:完全缓解(CR)——腹水完全消失或仅有少量,持续至少4周;部分缓解(PR)——腹水数量减少50%,维持4周以上;总有效率=CR+PR〕。对于其他原因引起的良性腹水,由于热会引起腹膜通透性增加,继而引起胶体渗透压降低、液体丢失,从而有可能加重腹水,不应采用腹腔热灌注化疗。

 ## 11. 恶性腹水患者一般需要进行多少次腹腔热灌注化疗

腹腔热灌注化疗预防性应用一般建议灌注治疗1～3次,适用于合并腹膜转移高危因素患者根治术后灌注,用以预防高危患者出现腹腔种植转移;治疗腹膜癌及恶性腹水时一般建议灌注3～5次,才能取得比较好的腹水控制效果;腹腔热灌注化疗中肿瘤细胞会产生热休克蛋白抵抗热疗,需等待热休克蛋白降解后再行灌注治疗才会达到较好的效果,因此,灌注治疗一般都建议间隔24小时或以上,膀胱灌注一般建议3天一次。

 ## 12. 恶性腹水的预后如何

恶性腹水患者的总体生存期较差,难以进行有效的治疗,从确诊日期计算,平均约20周,但预后与肿瘤来源有明显关系。卵巢癌的平均存活期为30～35周,淋巴源性肿瘤的平均存活期为58～78周,而胃肠道肿瘤的平均存活期仅为12～20周。很多恶性腹水患者找不到原发肿瘤,这种情况的病例数仅次于卵巢癌,占所有病例的13%～22%。原发灶不明的恶性腹水患者的预后一般较差,但差异性很大,中位生存期为7.5天到3个月不等。恶性腹水经腹腔热灌注化疗治疗后可显著改善患者生活质量、延长生存时间。

(林坤鹏 唐华飞 郭春良)

第四节　腹腔热灌注化疗在腹部肿瘤治疗中的应用

 1. 什么是胃癌，常见症状有哪些

　　胃癌是起源于胃黏膜上皮的恶性肿瘤，可发生于胃的任何部位，是我国最常见的恶性肿瘤之一。据我国癌症中心 2019 年发布的最新恶性肿瘤流行情况分析显示：胃癌位居我国恶性肿瘤发病率第 2 位，死亡率第 3 位。胃癌严重地危害着我国居民的健康。我国胃癌患者首次就诊时以进展期胃癌和晚期胃癌居多，往往很难治愈。

　　早期胃癌多缺乏典型的临床表现，因而容易被患者忽视，造成诊治的延误。而随着病情的进展可出现类似胃炎、胃溃疡的症状，主要有：①上腹饱胀不适或隐痛，以饭后为重；②食欲减退、嗳气、反酸、恶心、呕吐、黑便等；③体重减轻、疲倦、乏力等；④胃癌一旦穿孔，可出现剧烈腹痛、腹肌紧张等胃穿孔的表现；⑤贲门癌可出现进行性加重的吞咽困难及反流症状，胃窦癌引起幽门梗阻时可出现呕吐宿食症状；⑥出血和黑便，肿瘤侵犯血管时可引起消化道出血。少量出血时仅有大便潜血阳性，当出血量较大时可表现为呕血及黑便；⑦腹部包块，如患者消瘦、肿瘤较大，可在上腹部剑突下触及包块。也有少数患者会出现左侧锁骨上淋巴结肿大或下腹部肿块，提示肿瘤出现远处转移；⑧晚期患者可出现严重消瘦、贫血、水肿、发热、黄疸和恶病质。

 2. 胃癌的常见诱因有哪些

　　胃癌可由多种因素造成，主要诱因如下：①环境和饮食因素，环境因素在胃癌发生中起重要作用。火山岩地带、高泥炭土壤、水土含硝酸盐过多、微量元素比例失调或化学污染等可直接或间接参与胃癌的发生。生活中摄入过多的食盐、高盐的腌制食品、熏制鱼类、亚硝胺类化合物的食物都是诱发胃癌的因素。另外，发霉的食物含有较多的真菌毒素，也有引发胃癌的可能。②感染因素，幽门螺杆菌感染与胃癌有共同的流行病学特点，胃癌高发区人群幽门螺杆菌感染率高，而幽门螺杆菌抗体阳性人群发生胃癌的危险性高于阴性人群。③遗传因素，胃癌有明显的家族聚集倾向，家族发病率高于普通人群 2~3 倍。④免疫因素，免疫功能低下的人胃癌发病率较高。⑤胃部疾病，慢性萎缩性胃炎、胃息肉、胃溃疡等胃部疾病容易诱发胃癌。

3. 胃癌常见并发症有哪些

胃癌常见的并发症包括以下几点：①消化道出血，可出现头晕、乏力、疲倦、心悸、柏油样大便、呕吐咖啡色物等；②黄疸，胃癌腹腔种植转移使胆总管受压时，可出现梗阻性黄疸，大便呈白陶土色；③幽门梗阻，可出现呕吐症状，呕吐物为胃内容物，上腹部见扩张之胃型、闻及震水声；④弥漫性腹膜炎，癌肿穿孔时可出现腹肌板样僵硬、腹部压痛反跳痛等腹膜刺激征；⑤胃癌组织周边浸润，可以形成胃肠瘘管，可见排出不消化食物；⑥胃癌发生腹膜转移时，可出现恶性腹水，患者表现为腹胀，低蛋白血症，腹腔热灌注化疗治疗胃癌腹膜种植转移及其并发的恶性腹水疗效独特。

 4. 胃癌的治疗方法有哪些

人类对胃癌治疗的探索已有近 140 年的历史，现已形成了以手术为中心的多学科综合治疗模式。目前胃癌的治疗主要根据疾病不同的分期予以不同的治疗。

早期胃癌的治疗：早期胃癌是指肿瘤局限于胃黏膜及黏膜下层的病变，总体预后较好。因而选择治疗策略时，应在强调根治的前提下，积极减少对机体造成的损害。近年来内镜手术及腹腔镜手术在早期胃癌治疗领域得到了快速的发展，并形成了规范的治疗手段。

进展期胃癌的治疗：进展期胃癌淋巴结转移率高，术后容易复发及远处转移。因此，必须强调以手术为中心的多学科综合治疗的应用。其中，根治性手术切除是进展期胃癌综合治疗的核心，而合理的辅助治疗在此基础上可以显著地改善其整体治疗效果。辅助治疗包括：全身化学治疗、腹腔热灌注化疗、放射治疗及免疫治疗等。

晚期胃癌的治疗：晚期胃癌是指患者就诊时已合并远处转移或术后出现复发转移而无法通过手术实现根治性切除的胃癌。由于这类患者中的绝大部分已基本失去治愈的可能，因此其主要治疗目的应为尽可能地延长生存期、改善生活质量。治疗方法包括：腹腔热灌注化疗、全身姑息性化疗、分子靶向治疗、姑息性手术及对症支持治疗等。

 5. 胃癌术后是否需要腹腔热灌注化疗

腹腔热灌注化疗是胃癌术后的有效辅助治疗手段，但是否应用还是要根据患者的具体病情来个体化分析。早期胃癌术后一般不需要腹腔热灌注化疗。但我国胃癌患者发现时多属中晚期,对于中晚期胃癌患者术后行腹腔热灌注化疗可以显著提高疗效,延长患者的生存期,改善其生活质量。据统计,10%～20%的进展期胃癌患者在拟行根治性胃癌手术时已存在腹膜种植转移,特别对于肿瘤已侵犯浆膜(T_3)或浆膜外(T_4)的患者施行手术时,腹腔内往往已存在肉眼难以发现的微小转移灶。40%～60%的进展期胃癌患者,腹膜是其术后癌肿首先复发的部位,腹膜转移是最终导致顽固性癌性腹水、肠道梗阻、恶病质等,成为胃癌死亡的主要原因。目前,对于进展期胃癌术后行腹腔热灌注化疗,疗效确切,已得到国内外专家的认可,已成为标准治疗方法。2020 年 9 月,由广州医科大学附属肿瘤医院崔书中教授团队发起的一项胃癌术后辅助腹腔热灌注化疗的临床研究,被全球最重要、规模最大的肿瘤学术会议——美国临床肿瘤学会(ASCO)年会采纳,研究摘要被全球最具权威和影响广泛的美国《临床肿瘤学杂志》官网收录,此项研究奠定了腹腔热灌注化疗在胃癌术后辅助治疗的地位。因此,对于进展期胃癌,手术后行腹腔热灌注化疗预防和治疗腹膜种植转移,显得尤为重要。

 6. 晚期胃癌合并腹水患者行腹腔热灌注化疗疗效如何

晚期胃癌合并腹水患者行腹腔热灌注化疗疗效显著,腹水缓解率高,患者生存期和生活质量均能得到显著改善。恶性腹水是胃癌患者晚期常见的并发症,腹水所致的腹胀、腹痛、呼吸困难等症状严重影响患者的生活质量,传统治疗方法对于恶性腹水治疗效果不佳。2015 年国际权威肿瘤杂志《临床肿瘤学杂志》上的一项研究,总结了腹腔热灌注化疗针对不同癌种的腹水控制情况,结果显示腹水的有效控制率达到 84%～100%。国内也有机构对 100 余例恶性胸腹水患者行腹腔热灌注化疗,根据随访结果,全部患者腹水症状缓解,有效率 100%,患者一般状况、精神状态好转,食欲改善,体重增加,贫血症状改善,临床疗效满意,充分证明腹腔热灌注化疗治疗晚期胃癌合并腹水疗效显著,可提高患者的长期生存率,改善患者的生活质量。

 7. 什么是肠癌,常见症状有哪些

肠癌是指发生于升结肠、横结肠、降结肠、乙状结肠和直肠黏膜的恶性肿瘤,可分为结肠癌和直肠癌。肠癌是我国最常见的恶性肿瘤之一,据我国癌症中心 2019 年发布的中国最新恶性肿瘤流行情况分析显示:结直肠癌位居我国恶性肿瘤发病率第 3 位,死亡率第 5 位。绝大多数患者的发病年龄在 40 岁以上,30 岁以下者约占 15%。男性较女性多见,男女之比为(2~3):1。

　　早期肠癌患者无症状,或症状不明显。随着疾病发展,症状逐渐出现,肠癌因其发生部位不同而表现出不同的临床症状及体征。①右半结肠癌:包括升结肠癌和横结肠癌,其主要临床症状为食欲缺乏、恶心、呕吐、贫血、疲劳、腹痛。右半结肠癌导致缺铁性贫血,表现为疲劳、乏力、气短等症状。右半结肠因肠腔宽大,肿瘤生长至一定体积才会出现腹部症状,这也是肿瘤确诊时,往往分期较晚的原因之一。②左半结肠癌:包括降结肠癌和乙状结肠癌。左半结肠肠腔较右半结肠肠腔窄,左半结肠癌更容易引起完全性或不完全性肠梗阻。肠梗阻导致排便习惯发生改变,出现便秘、便血、腹泻、腹痛、腹胀等。当出现有鲜血的大便时常常提示肿瘤位于左半结肠末端或直肠。③直肠癌:主要临床症状为便血、排便习惯的改变及梗阻。癌肿部位较低、粪块较硬者,易受粪块摩擦引起出血,多为鲜红或暗红色,不与成形粪便混合而附于粪柱表面。癌肿呈环状生长者,可导致肠腔缩窄,早期表现为粪柱变形、变细,晚期表现为不完全性甚至完全性肠梗阻。

❓ 8. 肠癌的诱因有哪些

　　肠癌的诱因主要有以下几点:①长期便秘,粪便在大肠内停留时间越长,其中致癌物质对肠壁黏膜的不良影响越大。②长期便溏(指大便不成形、次数变多和变稀等情况),引起便溏的原因有多种,其中之一是大肠息肉。便溏时间越长,作肠镜检查的必要性越大。③高蛋白、高脂肪饮食。这类食物在体内的代谢产物容易诱发细胞恶变,可引发肠癌。④溃疡性结肠炎是炎性肠病的一种。长期治疗不当,病情多次复发,病程在 8 年以上者要警惕肠癌的发生。⑤肠癌家族史。有此病家族史的各年龄段人群均应随时注意肠癌症状的出现。⑥大肠息肉,肠癌约 80% 来自大肠息肉,大肠息肉患者必须定期进行肠镜检查,至少每 5 年做一次肠镜检查。

❓ 9. 左半结肠癌和右半结肠癌治疗方法和疗效有区别吗

　　左右半结肠癌因胚胎起源、血管侵犯能力及分子水平等方面的差异,使得二者的预后有区别,右半结肠癌预后较差。通常我们所说的左半结肠癌,包括发生在结肠脾曲、降结肠及乙状结肠的肿瘤,其部位更接近肛门,患者容易出现便血、肠梗阻等症状,也会更早地寻求治疗。右半结肠癌是指发生于盲肠、升结肠、结肠肝曲和大部分的横结肠的肿瘤,患者不容易出现便血等症状,易被忽略,导致确诊的时间延后。左右半结肠癌由于分子学特征的不同,右半结肠癌对药物敏感性低,对各种治疗的反应也不如左半结肠癌敏感,所以预后更差。与左半结肠癌相比,右半结肠癌血管侵犯更为常见,腹膜转移、全身广泛转移多见,更适合行腹腔热灌注化疗。

 10. 肠癌常见并发症有哪些

①肠梗阻:是肠癌的常见并发症之一,可为突然发生,也可为逐渐发生。多由肿瘤增生阻塞肠腔或肠腔缩窄所致,也可由于肿瘤处发生急性炎症、充血、水肿、出血等引起。②肠穿孔:肠癌并发穿孔有 2 种情况,穿孔发生在癌肿局部或近侧结肠,系癌肿梗阻的并发症。穿孔发生后,临床可表现为弥漫性腹膜炎、局限性腹膜炎或局部脓肿形成。弥漫性腹膜炎常伴有中毒性休克,病死率极高。③出血:右半结肠癌常见慢性失血,就诊时患者常合并贫血;急性大出血是肠癌较少见的并发症。

 11. 肠癌的治疗方法有哪些

目前结直肠癌临床常用的治疗方法是化学治疗、放射治疗、手术治疗。其中,手术切除仍然是最主要的治疗方法。原则是只要可以切除,都应尽早实行根治性切除术。

常见的治疗结直肠癌的方法有:①手术治疗;结直肠癌的主要治疗方法是施行根治性切除术。早期结直肠癌以手术切除为主,如果手术顺利切除完整的癌灶,同时行区域淋巴结清扫,可延长患者的生存期。②化疗:化疗多用于手术前、术后辅助治疗,也常用于不能手术的晚期患者。常用抗癌药物有氟尿嘧啶、卡培他滨、奥沙利铂、伊立替康、雷替曲塞、西妥昔单抗、帕尼单抗和贝伐珠单抗等。③放射治疗:局部复发是直肠癌术后死亡的主要原因之一。放射治疗可用于直肠癌根治术前、术中或术后治疗,以减少局部复发率和提高生存率。④生物治疗:结直肠癌的生物治疗尚处于探索阶段。临床上应用包括:细胞因子如肿瘤坏死因子,白介素-2 等;单克隆抗体,如西妥昔单抗等。⑤腹腔热灌注化疗:可以杀灭腹腔微小转移灶、延长患者的无瘤生存期、提高患者的长期存活率等。

 12. 肠癌术后是否需要腹腔热灌注化疗

需要。腹腔热灌注化疗是肠癌术后有效的辅助治疗手段,对于肿瘤侵犯肠道浆膜面,有腹膜转移高风险因素的肠癌手术,根治术后需要行腹腔热灌注化疗。肠癌在生长的过程中,有一些肿瘤细胞会随着淋巴和血液循环,遇到合适的土壤就像种子一样扎根生长,形成复发转移。当肿瘤继续生长突破器官表面以后,会有更多的游离癌细胞种子散落到腹腔内,这些游离的癌细胞,无以数计,就像在腹腔内撒了几把沙子,在腹膜表面生长形成星星点点大小不一的转移灶,手术难以清除,化疗效果不明显,放疗更不合适。而且,出现了腹膜种植转移的患者很容易发生恶性腹水,预后很差。肉眼可见的较大的转移灶可以通过手术切除,遗憾的是很多微小转移灶或游离的肿瘤细胞是肉眼看不到的。且由于腹膜—血浆屏障的存在,全身治疗对腹膜种植转移的恶性肿瘤控制效果有限,最终会造成恶性腹水、恶病质、疼痛以及其他占位效应等症状,为患者带来无限痛苦的同时缩短患者的生命。腹腔热灌注化疗为肠癌术后预防和治疗腹膜转移带来了新的机会,近年来也获得了越来越多的认可。

 13. 晚期肠癌合并腹水患者行腹腔热灌注化疗疗效如何

晚期肠癌合并恶性腹水患者行腹腔热灌注化疗疗效确切,且具有良好的安全性。恶性腹水是晚期肠癌的主要症状之一,腹水所致的腹胀、腹痛、呼吸困难等严重影响患者的生活质量。事实上,与恶性腹水相关的不适和生活质量下降往往超过癌症本身,导致不确定的生理和心理状态,同时由于传统治疗方法效果不佳,恶性腹水患者预期寿命往往只有几周到几个月不等。恶性腹水的控制对于延长患者的生存时间、提高患者的生存质量极为关键。经腹腔热灌注化疗后,患者一般状况、精神状态好转,食欲改善,体重增加,临床疗效满意。充分证明腹腔热灌注化疗治疗晚期肠癌合并恶性腹水疗效显著,明显改善患者生活质量,随着腹腔热灌注化疗在临床的广泛应用,将使越来越多的晚期肠癌合并恶性腹水患者获益。

 14. 肝癌腹膜转移常见吗,主要的临床表现和症状是什么

肝癌最常见的转移途径是肝内转移,腹膜转移不多见,肝癌腹膜转移多见于肿瘤位于肝脏表面并突破肝包膜,或因肿瘤发生破溃出血后腹腔内播散,手术中肿瘤细胞脱落,术后手术创面肿瘤复发而出现腹膜腔种植或转移等原因所致。

肝癌破裂出血,发病急,进展快,再次出血风险高,而且多可导致肿瘤的腹腔播散,严重影响原发性肝癌患者的预后,是继肿瘤进展、肝功能衰竭之后第 3 位肝细胞性肝癌的常见死亡原因。肝癌一旦发生腹膜转移往往合并有腹部包块、腹腔积液,腹胀难耐,常伴有消化道症状食欲下降、腹泻、呕血或便血;营养不良引起的消瘦、低蛋白血症、下肢水肿;肝硬化肝功能不良导致的凝血功能欠佳;皮肤巩膜黄染、全身乏力、发热等;严重者可并发消化道出血、肝性脑病等。尽管现阶段临床治疗多措并举协同治疗,但疗效仍然欠佳。

15. 肝癌术后腹膜播散转移发生的原因有哪些

　　肝癌术后腹膜播散转移发生的原因主要包括:①肝癌恶性程度高、生长迅速,常突破肝包膜生长,导致癌细胞脱落,术前腹腔内已有癌细胞附着点存在,终可引发术后腹膜播散转移。一般来说,巨块型、肝表面凸出生长的肿瘤更容易出现此种情况。②手术中组织离断,造成癌细胞脱落机会极大,脱落的癌细胞或癌组织发生腹膜附着种植。手术过程中常发生肝癌组织暴露、癌细胞脱落等情况,且手术造成机体局部免疫屏障破坏及全身免疫力下降,均可引起肝癌细胞种植,导致术后腹膜播散转移的危险性极高。③腹膜播散、转移灶常以肝脏下方多见。较大肝肿瘤常与肝脏后下方网膜、结肠系膜等组织粘连,手术切除不彻底或忽略清扫术,绝大部分病例会导致术后该部位常见腹膜浸润转移。④肝癌本身在术前发生了破裂出血,极易导致术后腹膜播散转移。相关临床报道证实 10%~15% 的肝癌患者只出现腹膜播散转移,而不合并远处转移。

16. 腹腔热灌注化疗对肝癌的治疗有效吗,治疗的次数和适应证有哪些

　　相关的临床试验证实腹腔热灌注化疗对肝癌的治疗是有效的,但需掌握一定的适应证。现阶段手术切除仍是肝癌的首选治疗手段,但肝癌术后复发转移的问题仍然是临床治疗的热点与难点。肝癌术后近期腹膜播散转移很常见,相对于肝内复发,腹膜种植转移临床更难处理,治疗方法有限,效果欠佳。因此,预防肝癌术后腹膜播散转移的发生显得尤为重要。近年来腹腔热灌注化疗的兴起,为肝癌术后预防腹膜播散转移、肝癌腹膜转移所致的恶性腹水等治疗提供了新的方法和思路。

　　目前腹腔热灌注化疗用于肝癌的治疗适应证有:①预防性:位于肝脏表面并突破了肝包膜,或因手术时肿瘤已经发生了破溃,甚至出血。手术中可以配合腹腔冲洗实施一次性术中腹腔热灌注(可以单独采用加热的蒸

馏水或辅以化疗药物），手术切除后预防性腹腔热灌注化疗，推荐实施1~2次；②治疗性：肝癌在腹腔内已有播散病例，手术后肿瘤腹膜种植转移发生概率较大，仍可通过肿瘤细胞减灭术实现满意的减瘤手术目的，达到肉眼无瘤或残留的癌结节小于2.5毫米，减瘤手术后治疗性腹腔热灌注化疗，推荐实施3次，必要时可增加至5次；③姑息性：对于合并腹膜广泛种植转移已无减瘤手术机会或合并大量腹腔积液，治疗性腹腔热灌注化疗，推荐实施3~5次。

 ## 17. 肝癌肝硬化患者恶性腹水的原因有哪些

肝癌肝硬化患者恶性腹水的原因有：①肝癌肝硬化所导致的门静脉高压是腹水形成的主要原因及始动因素；②肾素—血管紧张素—醛固酮系统的调节亢进以及低蛋白血症也在腹水的形成中发挥作用；③其他血管活性物质如心房肽、前列腺素、血管活性肽等分泌增多及灭活能力降低，使脾脏小动脉广泛扩张，促使静脉流入量增加，同时小肠毛细血管静水压增大和淋巴流量扩增，可产生钠潴留效应；④低白蛋白血症：肝硬化时白蛋白合成功能明显减弱，导致血浆胶体渗透压降低，促使液体从血浆中漏入腹腔，形成腹水；⑤淋巴回流受阻：肝硬化时肝内血管阻塞，肝淋巴液生成增多，当回流的淋巴液超过胸导管的引流能力时，可出现腹水。若有乳糜管梗阻及肿瘤侵蚀破裂，则可形成乳糜性腹水。

 ## 18. 腹腔热灌注化疗对肝癌肝硬化恶性腹水有效吗，有何注意事项

近年来，临床多中心实践证实腹腔热灌注化疗对肝癌肝硬化伴恶性腹水的治疗安全有效。可以缓解这类患者腹痛腹胀等症状，可有效控制疾病进展，提高生活质量，延长生存时间，患者耐受良好，无中重度不良反应。腹腔热灌注化疗治疗肝癌肝硬化伴恶性腹水多采用"腹腔热灌注化疗+"的治疗模式，即腹腔热灌注化疗联合其他抗肿瘤疗法，如手术切除、微创毁损术、靶向治疗（药物、质子或重离子、放疗）、动脉栓塞化疗、放射性粒子植入等。临床治疗时，腹腔热灌注化疗不增加合并肝硬化患者在手术后死亡的风险，也没有明确的肝癌肝硬化腹水的禁忌证，并且尚无与腹膜内药物相关的肝毒性的报道。肝脏功能等级评估A级的肝硬化患者接受腹腔热灌注化疗的安全性已经得到肯定，肝硬化不是患者接受腹腔热灌注化疗的禁忌证，治疗前应充分评估患者的总体情况。我们建议在肝硬化患者中应选

择非肝毒性药物进行腹腔热灌注化疗,如氟尿嘧啶类、吉西他滨和铂类。围手术期管理要积极处理肝病情况,比如抗病毒治疗、白蛋白支持、控制水和钠摄入、适当利尿、处理肝周的感染病灶等。

 19. 肝癌肝移植术后患者可以腹腔热灌注化疗吗,前景如何

腹腔热灌注化疗治疗肝癌肝移植术后的肿瘤腹膜转移,不仅能控制腹膜转移瘤,还能减少腹水,国内外已有一部分医疗中心进行了报道。肝癌肝移植术应用腹腔热灌注化疗预防或治疗术后腹膜转移国内外的经验较少,相关文献也罕见报道。依据我国肝移植的临床经验,可以在肝移植术前应用腹腔热灌注化疗。如果肝移植术中意外发现肝癌已有腹膜转移,可以先行腹膜的转移瘤切除,附加一次性腹腔热灌注化疗,治疗时间维持 1小时左右,待腹腔热灌注化疗治疗结束后再行肝移植手术,可以降低术后腹膜转移瘤的发病及再转移的概率。肝移植手术后围手术期内,则不推荐再做术后的腹腔热灌注化疗,用于预防腹膜转移瘤治疗,主要考虑移植术后血管、胆管吻合口在化疗药物的浸泡和灌注液机械冲刷下可能会产生弹力纤维的变性、挛缩狭窄、愈合不良、破裂等严重并发症。如何预防和治疗肝癌肝移植术后的肿瘤腹膜转移是当下临床处理的难点和热点问题,然而腹腔热灌注化疗在肝移植术患者腹膜转移的治疗中应用前景广阔。

 20. 肝癌破裂后是否可以用腹腔热灌注化疗预防腹腔种植转移

原发性肝癌如果靠近肝包膜、突出生长、生长较快和肿瘤体积过大时,容易自发破裂出血,部分患者甚至出现失血性休克,危及生命。此时,应立即输血、补充血容量、纠正水电解质和酸碱紊乱,保持内环境稳定,积极准备肝动脉栓塞术,以挽救生命。栓塞后 2~4 周,患者一般情况及贫血改善后,如评估原发性肝癌可切除,可行肝癌切除术,术中清除血肿和积血,冲洗腹腔。腹腔镜微创手术可能会导致腹腔种植及血肿、积血清除不彻底,一般应行开腹手术。在止血确切的前提下,放置腹腔热灌注管,在术后当天或第二天尽早行腹腔热灌注化疗预防腹腔种植转移的发生。

 21. 胆管癌腹膜转移常见吗,主要的临床表现和症状是什么

腹膜转移是进展期胆管癌的转移方式之一,腹膜转移的同时常伴随早期淋巴结转移、血管侵犯及远处转移。胆管癌一旦发生腹膜转移即为晚期，也是导致患者无法接受根治性手术的关键原因，至今仍是临床上处理的难点。胆管癌腹膜转移的临床症状主要是右上腹疼痛、腹腔积液、黄疸、皮肤瘙痒、胆囊肿大、腹部包块、肝脏受损、胆道出血、感染和发热。临床表现为食欲缺乏、恶心呕吐、乏力、消瘦、恶病质等。肿瘤侵犯门静脉或合并有肝硬化可造成门静脉高压，临床表现为门静脉高压症，表现为腹水、脾大（脾功能亢进），食管—胃底静脉曲张，部分患者可出现上消化道大出血。大小便异常主要表现为大便呈灰白色、陶土样便，小便颜色深黄如浓茶。胆道出血可能由于肿瘤破溃或表面坏死导致出现上消化道出血症状，如黑便、大便潜血阳性、贫血等。

 22. 腹腔热灌注化疗治疗胆管癌腹膜转移的疗效如何

近年来，临床多中心研究证实腹腔热灌注化疗对胆管恶性肿瘤腹膜转移的治疗安全有效。可以缓解晚期胆管恶性肿瘤患者顽固性癌症疼痛等症状，提高生活质量，控制疾病进展，延长生存时间，患者耐受良好，无重度不良反应。目前国际上治疗胆管恶性肿瘤腹膜转移的治疗模式多采用"腹腔热灌注化疗+肿瘤细胞减灭术"，而肿瘤细胞减灭术+腹腔热灌注化疗的病例报告较少。国内学术界特别是上海东方肝胆外科医院在内的研究团队已开展对 HIPEC 治疗胆管癌的临床研究，结论均认为 HIPEC 对于防治胆管癌术后复发，治疗胆管癌腹腔转移及对胆管癌晚期恶性腹水的治疗均有较好的临床疗效，优于常规静脉化疗效果。

 23. 肝胆恶性肿瘤腹腔热灌注化疗的化疗药物选择依据是什么，常用的化疗药物有哪些

肝胆系统恶性肿瘤实施腹腔热灌注化疗时选择化疗药物的种类非常重要，临床应遵循以下几点原则：①药物必须能通过自身或其代谢产物杀死肿瘤细胞；②药物必须有较低的腹膜通透性；③药物的半衰期短，药物必须很快从血浆中清除；④药物应具备肿瘤趋向性或亲和力，较强的肿瘤组织穿透能力；⑤对于既往有化疗史的患者可根据敏感性选择合适的药物。基于以上原因，目前推荐用于肝胆系统恶性肿瘤腹腔热灌注化疗的药物有：奥沙利铂、丝裂霉素、脂质体阿霉素、顺铂、紫杉醇、吉西他滨、伊立替康和 5-氟尿嘧啶等。既可以选择单一给药，也可以不同类别的化疗药物联合序贯给药。热灌注化疗药物剂量目前尚无统一标准，主要参照静脉给药剂量,若联合静脉给药,则热灌注化疗药物剂量应酌情减少。

 24. 什么是腹膜间皮瘤

腹膜间皮瘤是指原发于腹膜的间皮细胞和上皮细胞的肿瘤,来源于多潜能的间叶细胞,一般分为良性与恶性两种,临床以恶性腹膜间皮瘤多见。恶性腹膜间皮瘤可分为上皮来源的上皮型、间叶来源的肉瘤型和二者混合来源的混合型三类。腹膜间皮瘤可发生于腹膜壁层或脏层,呈弥漫型或局限型分布。腹膜间皮瘤可直接侵犯腹、盆腔脏器,也可种植于腹盆腔脏器表面,晚期腹膜间皮瘤患者肿瘤细胞也可以通过淋巴或血行转移至其他脏器。腹膜间皮瘤起病隐匿,临床表现缺乏特征性,确诊需要病理检查、免疫组化等综合措施,容易误诊。良性腹膜间皮瘤以手术治疗为主。恶性腹膜间皮瘤以手术、化疗、放射治疗等综合治疗为主,肿瘤细胞减灭术+腹腔热灌注化疗可提高腹膜间皮瘤患者长期存活率和无瘤生存期,改善恶性腹膜间皮瘤患者的生活质量。腹膜间皮瘤一般预后不良,未经治疗者生存期为5~12个月,而经多种方法治疗者中位生存期也仅有16个月。

 25. 恶性腹膜间皮瘤常见症状是什么

恶性腹膜间皮瘤常见的症状和体征包括:腹胀和/或腹围增加、腹痛或不适、腹部包块、恶心、厌食和体重减轻,肠梗阻等胃肠道并发症通常是晚期疾病的表现。腹胀和/或腹围增加是最常见的初始症状,占30%~80%的患者。疼痛是第二大最常见的初始症状,占27%~58%的患者。恶性腹膜间皮瘤肿块挤压胃肠道、腹盆腔脏器粘连及肿瘤侵及胃肠壁,可以引起肠梗阻症状,表现为腹痛、呕吐、腹部胀满等。恶性腹膜间皮瘤晚期患者多有乏力、消瘦、食欲减退,少数患者可出现恶心、呕吐、腹泻或便秘、消化道出血、尿路梗阻、尿路刺激征、脐疝或斜疝、月经改变及发热、贫血等,甚至有患者可出现低血糖以至昏迷、弥漫性腹部骨化等副肿瘤综合征的表现。据临床表现的不同可将恶性腹膜间皮瘤分为3种类型:经典型(有腹水、腹部包块,能引起腹胀、腹痛)、外科型(有肠梗阻、绞窄疝等外科急症)、内科型(类似炎症性肠病,伴有发热、腹泻、体重减轻等症状)。

 26. 恶性腹膜间皮瘤的治疗方法有哪些

恶性腹膜间皮瘤目前尚缺乏有效的治疗,若为局限性,无论良性还是恶性早期手术均为首选。手术治疗包括腹膜剥脱术及肿瘤细胞减灭术,由于恶性腹膜间皮瘤容易发生腹腔广泛转移,根治性手术一般难于实施,肿瘤细胞减灭术应尽可能彻底切除肿瘤组织,绝大多数学者主张包括手术切除、术后放射治疗和化疗的综合性治疗,患者预后良好,复发可再行手术切除。对弥漫型病变者常常难以切除,放疗和化疗的效果均不满意。腹腔热灌注化疗作为腹膜恶性肿瘤的一种治疗手段在临床上日益受到重视,在延长恶性腹膜间皮瘤患者无瘤生存期、提高患者长期生存率有重要作用。目前,恶性腹膜间皮瘤治疗方式也越来越多元化,已从外科手术、全身化疗为主的时代过渡到外科手术联合腹腔热灌注化疗、化疗、放疗、靶向治疗、免疫治疗的综合治疗时代,特别是肿瘤细胞减灭术联合腹腔热灌注化疗这一全新治疗方案使恶性腹膜间皮瘤治疗效果有显著提高,中位生存期从 1 年左右显著升至 2.5~9.0 年。

 27. 腹腔热灌注化疗治疗恶性腹膜间皮瘤的疗效如何

　　腹腔热灌注化疗治疗恶性腹膜间皮瘤临床效果显著,可以有效地延长患者生存率,提高生活质量。腹腔热灌注化疗可以杀灭腹腔微小转移灶,延长恶性腹膜间皮瘤患者的无瘤生存期、提高患者的长期存活率。已有研究证实,肿瘤细胞减灭术+腹腔热灌注化疗治疗原发于阑尾、小肠、结直肠的腹膜转移癌和肉瘤、癌性腹水,可将中位生存期由以前的几个月提高到数年,疗效令人鼓舞。国内外有 20 项研究评估了肿瘤细胞减灭术+腹腔热灌注化疗治疗恶性腹膜间皮瘤,中位总生存期为 29.5~100 个月,远高于以往报道的 12~17 个月。肿瘤无深部组织侵犯、年龄<60 岁,最大限度地肿瘤细胞减灭术是提高患者生存的独立预后因素,这提示恶性腹膜间皮瘤患者非常适合肿瘤细胞减灭术+腹腔热灌注化疗治疗。

 28. 为什么肿瘤细胞减灭术联合腹腔热灌注化疗治疗腹膜间皮瘤效果很好

　　腹膜间皮瘤患者肿瘤应用细胞减灭术联合腹腔热灌注化疗治疗效果很好的原因主要有以下两个方面:①腹膜间皮瘤的疾病本身特点是发生于腹膜的间皮细胞和上皮细胞,因而还被认为是局限于腹膜表面的疾病,尽管有可能发生腹腔实质脏器的浸润或远处转移,但如果发现较早,一般都能通过腹膜切除手术达到满意减瘤,而肿瘤复发或进展还需要时间,甚至还可以再次减瘤手术;②腹膜间皮瘤的发生发展离不开腹膜,肿瘤细胞减灭术和腹腔热灌化疗能够很好地发挥各自的优势和特色,分别从组织器官水平和细胞水平将其遏制在低水平状态,腹腔热灌注化疗可在肿瘤细胞减灭术切除肉眼可见肿瘤的基础上发挥杀灭肉眼不可见肿瘤的作用,他们分别在两个层面进行治疗,相辅相成。因而,腹膜间皮瘤患者肿瘤细胞减灭术联合腹腔热灌注化疗效果很好,已成为目前腹膜恶性间皮瘤的主流治疗模式。

 29. 什么是腹膜假黏液瘤

腹膜假黏液瘤是一种腹膜腔内黏蛋白性腹水聚集然后再分布造成的疾病,其直接成因是腹腔内能分泌黏蛋白的肿瘤破裂,临床表现为黏液性腹水、腹膜种植及大网膜呈饼状,卵巢受累。腹膜假黏液瘤最常见的来源部位为阑尾,约占90%,另有少部分患者来源于卵巢和结肠。腹膜假黏液瘤容易发生种植转移,并且常为弥漫性转移,侵犯的部位常为消化道浆膜面、大网膜或壁腹膜,很难切除干净。腹膜假黏液瘤的发病率低,属罕见病范畴,确诊时往往腹腔广泛转移因而治疗难度大、术后极易复发,预后较差。腹膜假黏液瘤对应中文经常出现一些不规范名称,如腹膜黏液瘤、腹腔黏液瘤、腹膜假性黏液腺瘤、腹膜假性黏液腺癌等,应当统一为腹膜假黏液瘤。2016年,腹膜表面肿瘤国际联盟对腹膜假黏液瘤病理类型达成共识,按照其恶性程度由低到高分为四类:①无细胞性黏液;②腹膜低级别黏液癌或腹膜弥漫性黏液腺瘤病;③腹膜高级别黏液癌或腹膜黏液腺癌病;④腹膜高级别黏液癌伴印戒细胞。

 30. 腹膜假黏液瘤常见的临床表现和症状是什么

腹膜假黏液瘤发病率低而且起病隐匿,早期多表现为腹痛、恶心、呕吐等症状,但因临床表现和症状缺乏特异性,很难早期发现和诊断,偶有患者因阑尾炎阑尾切除术后的病理检查明确诊断,大部分患者往往因病情严重、腹胀难耐就诊发现,常表现为腹胀、便秘、食欲缺乏、消瘦、腹部肿块、腹腔积液等,或者因腹腔穿刺抽出黏液胶冻样腹水而确诊。腹膜假黏液瘤临床上最常见的症状是顽固性的腹痛或者剧烈腹胀、大量黏液胶冻样腹水和病情进展最终导致的肠梗阻。腹膜假黏液瘤常因为在腹腔内破裂而导致肿瘤细胞或者黏液在腹膜表面广泛播散和种植转移,其临床表现为黏液性腹水、腹膜种植、大网膜呈饼状及卵巢受累。

31. 腹膜假黏液瘤的治疗方法有哪些

　　腹膜假黏液瘤的治疗方法有减瘤手术、腹腔热灌注化疗、全身化疗、靶向治疗、生物治疗等手段。但由于其生物学特性，传统的治疗方法对腹膜假黏液瘤疗效欠佳。1980 年美国学者 Spratt 报道了肿瘤细胞减灭术联合腹腔热灌注化疗治疗腹膜假黏液瘤的成功案例，为腹膜假黏液瘤的治疗指明了方向。此后，国际上逐步形成了以肿瘤细胞减灭术联合腹腔热灌注化疗为核心的综合治疗策略。2008 年，腹膜表面肿瘤国际联盟就肿瘤细胞减灭术+腹腔热灌注化疗治疗腹膜假黏液瘤达成专家共识。2014 年，腹膜表面肿瘤国际联盟在第九届国际腹膜癌大会上正式推荐肿瘤细胞减灭术+腹腔热灌注化疗作为腹膜假黏液瘤的标准治疗。研究表明，经严格筛选的腹膜假黏液瘤患者，行规范性肿瘤细胞减灭术+腹腔热灌注化疗可显著延长生存期，围手术期不良事件未明显增加，安全性可接受，已经成为腹膜表面肿瘤国际联盟推荐的腹膜假黏液瘤标准治疗方案，国内的专家共识及指南也同样推荐规范性肿瘤细胞减灭术+腹腔热灌注化疗作为腹膜假黏液瘤的标准治疗方案。

 32. 腹腔热灌注化疗治疗腹膜假黏液瘤的疗效如何

　　肿瘤细胞减灭术+腹腔热灌注化疗是目前治疗腹膜假黏液瘤效果最好的手段。自 1980 年美国学者首次报道肿瘤细胞减灭术+腹腔热灌注化疗治疗腹膜假黏液瘤取得较好疗效后，多项临床回顾性研究已表明该综合治疗策略可显著延长患者生存期，该方案现已成为腹膜假黏液瘤世界范围内一致认可的有效治疗策略。临床研究显示，腹膜假黏液瘤规范性肿瘤细胞减灭术+腹腔热灌注化疗者的中位总生存期可达 100~196 个月，中位疾病无进展生存期可达 40~110 个月，5 年生存率可达 73%~94%，10 年生存率可达 36%~85%，3 年、5 年、10 年位疾病无进展生存率分别为 51%~87%、38%~80%、61%~70%。腹膜表面肿瘤国际联盟进行的国际多中心大样本研究，中位总生存期为 196 个月，中位疾病无进展生存期为 98 个月，5 年、10 年生存率分别为 74%、63%，是目前国际上最理想、最有代表性的临床疗效数据。由此可见，肿瘤细胞减灭术+腹腔热灌注化疗可以显著延长腹膜假黏液瘤患者总生存期、疾病无进展生存期，既能延长腹膜假黏液瘤患者生存、改善患者症状及生活质量，又能减少患者反复手术次数、缓解经济压力。

33. 为什么腹膜假黏液瘤患者肿瘤细胞减灭术联合腹腔热灌注化疗已成为国内外公认的最佳治疗方案

肿瘤细胞减灭术联合腹腔热灌注化疗对腹膜假黏液瘤患者疗效好的原因主要有以下三个方面：①腹膜假黏液瘤的疾病本身特点主要表现为低度恶性，是一种侵袭行为较弱的肿瘤，一般只在腹腔内播散种植转移，较少浸润腹盆腔脏器实质，几乎不发生淋巴结和血行转移，因此部分患者临床病程可达10年以上。②腹膜假黏液瘤的病理类型恶性程度不高，无细胞性黏液和腹膜低级别黏液癌或腹膜弥漫性黏液腺瘤病这两种病理类型手术后疾病进展缓慢；即使是腹膜高级别黏液癌或腹膜黏液腺癌病和腹膜高级别黏液癌伴印戒细胞通过肿瘤细胞减灭术也能达到较为满意的减瘤效果，结合腹腔热灌注化疗能延缓肿瘤进展。③肿瘤细胞减灭术可将肉眼可见的黏液肿瘤组织最大程度切除干净，减轻肿瘤负荷，而肿瘤再次复发则需要一定的时间，尽管复发达到一定程度也可再次行肿瘤细胞减灭术；腹腔热灌注化疗则可将肉眼不可见的肿瘤细胞和癌结节杀灭，在肿瘤细胞减灭术切除肉眼可见肿瘤的基础上达到杀灭肉眼不可见肿瘤的目的，他们分别在两个层面进行干预，相辅相成。因而，腹膜假黏液瘤行肿瘤细胞减灭术和腹腔热灌注化疗已成为国内外公认的最佳治疗方案。

34. 什么是腹膜癌

腹膜癌是指在腹腔内的腹膜上发生和发展的一类恶性肿瘤，根据其病理来源可将腹膜癌分为原发性腹膜癌和继发性腹膜癌两类。原发性腹膜癌的典型代表是原发性腹膜癌和恶性腹膜间皮瘤，继发性腹膜癌是指病理学上来源于其他各种恶性肿瘤腹膜转移所形成的腹膜转移癌，如来自胃肠道肿瘤和妇科肿瘤腹膜转移导致的腹膜转移癌等。既往的观点认为，腹膜癌为癌症晚期或终末期表现，通常采取非手术治疗，疗效欠佳。近年来，国际肿瘤学界对这一问题的认识已经发生了明显转变，原发性腹膜癌被认为是一种可以治疗的区域性恶性病变，继发性腹膜癌经积极治疗后可明显改善预后，部分继发性腹膜癌经积极治疗后可达到临床治愈。2014年荷兰阿姆斯特丹国际腹膜癌大会，将肿瘤细胞减灭术+腹腔热灌注化疗治疗策略作为阑尾黏液癌、结直肠癌腹膜转移癌、恶性间皮瘤的标准治疗措施，作为卵巢癌、胃癌腹膜转移癌的推荐治疗手段，2018年国际妇产科联合会癌症报告将腹腔热灌注化疗纳入卵巢癌诊治指南,2019 年美国国家综合癌症网络指南第一版亦将腹腔热灌注化疗纳入卵巢癌治疗指南。我国的多项专家共识、诊疗指南也将腹腔热灌注化疗作为辅助治疗手段进行推荐。由此可见,肿瘤细胞减灭术+腹腔热灌注化疗在腹膜癌综合治疗中的地位得到了国内外广泛的认可,在各种来源腹膜癌的治疗中均取得了令人鼓舞的治疗效果。

 ## 35. 什么是腹膜癌指数

腹膜癌指数是临床医生用来评估腹膜癌累及范围的评价工具,由美国学者 Sugarbaker 教授创立。其方法是将腹部分成 13 个区,结合每个区内病灶的大小(LS)相加计分,评估腹膜癌累及程度。各区内病灶的大小评分为 0~3 分,以肉眼可见最大结节直径作为代表性评分对象。各区内病灶的大小分值累计所得即为腹膜癌指数评分,总评分为 0~39 分。腹膜癌指数可用于筛选适合手术的患者,避免对肿瘤负荷过高的患者行手术治疗,不同癌肿来源的腹膜癌,推荐行肿瘤细胞减灭术手术的腹膜癌指数数值也有一定的争议,一般来说腹膜癌指数>20 时肿瘤细胞减灭术难度较大,并发症的风险较高,但腹膜假黏液瘤患者即使腹膜癌指数高达 39 分,也可能通过肿瘤细胞减灭术获得满意的减瘤效果,联合腹腔热灌注化疗则能获得更长的生存期。

 ## 36. 临床医生评价患者的腹膜癌指数有什么作用

为了量化评估腹膜癌累及的范围,美国、日本、欧洲国家都发明了不同的腹膜癌严重程度评价方法,但以美国学者 Sugarbaker 教授创立的腹膜癌指数分区计数法应用最为广泛。腹膜癌指数为全世界各国的肿瘤外科医生们提供了一种相对客观和统一的评价标准,在这个评价方法的基础上,大家可以按照同样的评价体系和标准来评估患者的腹膜癌病变严重程度、便于开展多中心临床研究、学术交流等。尽管腹膜癌指数要在术中检测弥漫性腹膜转移癌的数量可操作性尚有欠缺,但腹膜癌指数仍是相对较为科学合理的一种腹膜肿瘤严重程度评价方法。研究表明:腹膜癌指数与患者的长期生存率密切相关,不仅对预测腹膜癌患者生存率、并发症率和病死率有重要价值,且与肿瘤细胞减灭术、腹腔热灌注化疗等治疗的疗效密切相关,因而被临床广泛使用(图 3-2)。

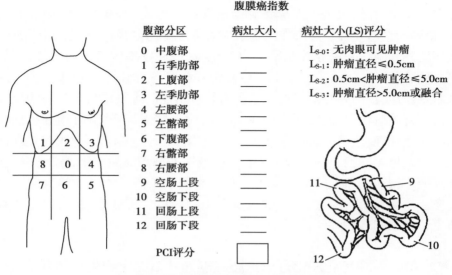

图 3-2　腹膜癌指数分区计数法示意图

37. 腹腔热灌注化疗治疗腹膜癌有效吗

　　腹腔热灌注化疗凭借其良好的安全性,较高的有效性已经成为腹膜癌的标准治疗的重要组成部分。腹腔热灌注化疗是一种将化疗和热疗相结合的方法,可显著提高腹膜癌患者的生存期,降低局部复发以及远处转移率。临床试验提示,肿瘤细胞减灭术+腹腔热灌注化疗在腹膜癌患者中的治疗受益大于其弊端,证实了腹腔热灌注化疗的有效性。国际肿瘤学界已经证明了肿瘤细胞减灭术+腹腔热灌注化疗联合治疗策略在多个病种腹膜癌患者治疗中的优势,在欧美国家、澳大利亚、日本等国,该技术已逐渐成为腹膜癌的标准治疗方案。对于腹膜癌患者,肿瘤细胞减灭术+腹腔热灌注化疗是一种以根治为目的的治疗选择,能够有效延长患者生存期,但患者入选标准较其他治疗群体更严格,应到专业的、有经验的机构进行。

38. 腹腔热灌注化疗治疗腹膜癌的机制是什么

　　腹腔热灌注化疗在腹膜癌的治疗中有举足轻重的地位,腹腔热灌注化疗的机制主要包括以下六方面:①恶性肿瘤在 43℃持续 1 小时即可出现不可逆损害,而正常组织可耐受 47℃持续 1 小时。②腹腔热灌注化疗热效应的多重作用,在组织水平能导致肿瘤血管血栓形成、抑制癌组织内血管再生,使肿瘤细胞变性、坏死;在细胞水平破坏细胞的自稳机制,激活溶酶体、破坏胞浆和胞核并诱导细胞凋亡;在分子水平使癌细胞膜蛋白变性,干扰蛋白质、DNA 和 RNA 合成。③腹腔热灌注化疗热疗还可加强化疗药物的细胞毒作用,提高肿瘤组织对化疗药物的敏感性。④热疗与化疗药物可发挥协同抗肿瘤作用,该协同作用在 43℃时明显增强,热效应可增强抗癌药物的渗透性,使药物的渗透深度从 1~2 毫米加深至 5 毫米。⑤腹腔热灌注化疗对游离癌细胞和微小转移灶起到机械性冲刷和清除作用,腹腔热灌注化疗液体流动所产生的剪切力可直接导致肿瘤细胞死亡。⑥热效应可通过激活热休克蛋白的方式,诱发自身免疫系统产生抗肿瘤效应,阻断血管新生,导致肿瘤细胞蛋白质变性。

 ## 39. 腹腔热灌注化疗治疗腹膜癌为什么比全身化疗效果好

　　腹腔热灌注化疗对于微小腹膜肿瘤病灶较全身化疗具有明显的优势。由于剂量限制性毒性和腹膜—血浆屏障的存在,腹膜癌被相对缺乏血供的腹腔粘连隔离,肿瘤组织内药物浓度不能有效地杀灭癌细胞,单纯的全身治疗对腹膜癌疗效甚微。腹腔热灌注化疗经腹腔直接给药,腹腔内化疗药物浓度比血浆水平高 20~1 000 倍,可增加化疗药物与肿瘤细胞接触的机会,最大限度地杀伤腹膜肿瘤细胞,同时还能减少全身化疗引起的毒性反应。腹腔热灌注化疗过程中化疗药物一方面可以从腹膜吸收,穿过腹膜淋巴孔进入体循环;另一方面,化疗药物也可通过覆盖肝、脾、胃、小肠和结直肠及肠系膜的腹膜脏层吸收进入门静脉,预防和治疗肝脏微转移灶。原发肿瘤切除后,24 小时残留癌细胞增殖动力学发生变化,残留静止期的癌细胞进入增殖期,3 天后增殖速度减缓,1 周后恢复到术前水平,肿瘤细胞减灭术后早期进行腹腔热灌注化疗可有效抑制游离癌细胞形成腹膜癌,达到最佳治疗效果。

40. 胃间质瘤对化疗药物不敏感,怎么进行治疗,腹腔热灌注化疗有用吗

　　胃肠间质瘤 60%~70%发生在胃,称为胃间质瘤,是消化道最常见的间叶源性肿瘤。手术是胃肠间质瘤的首选治疗方式,胃肠间质瘤对化疗不敏感,但 80%左右的胃肠间质瘤都有 KIT 和 PDGFRA 的基因突变,从而可以

选择相应的靶向药物(伊马替尼)进行术后辅助治疗。晚期胃肠间质瘤较易发生腹膜转移,甚至部分新发现患者就已同时出现肝或腹膜的转移,对于这部分患者腹膜癌的治疗也可结合腹腔热灌注化疗进行局部治疗以控制腹膜转移癌的进展和症状。

 41. **中国腹腔热灌注化疗的四个模式有哪些**

经过多年的科研攻关和临床实践,广州医科大学附属肿瘤医院崔书中教授团队提出了中国腹腔热灌注化疗的四个模式,包括:①预防模式:肿瘤根治术后预防性的腹腔热灌注化疗:适用于腹膜转移高风险患者根治性切除术后预防腹膜转移,肿瘤根治术+腹腔热灌注化疗可提高患者的治愈率和无瘤生存期;②治疗模式:肿瘤细胞减灭术后治疗性的腹腔热灌注化疗:肿瘤细胞减灭术+腹腔热灌注化疗可使部分肉眼无瘤和残余瘤直径<0.25厘米的满意减瘤腹膜癌患者达到临床治愈,提高非满意减瘤患者的生存期和生活质量;③转化模式:转化治疗+腹腔热灌注化疗,对腹腔广泛转移或大量腹水患者,中国腹腔热灌注化疗可清除或缩小腹膜癌结节,治疗恶性腹水,联合全身治疗使腹膜癌及原发病灶缩小的情况下,有转化为第二种治疗模式肿瘤细胞减灭术+腹腔热灌注化疗的机会;④综合模式:综合治疗+腹腔热灌注化疗,对于既往全身化疗后病情进展、出现腹水的患者,中国腹腔热灌注化疗可能提供另一种治疗途径和手段;对于腹水或者腹腔广泛转移的患者,中国腹腔热灌注化疗治疗后病情控制、腹水减少或消失,后续的全身治疗同样非常重要。

 42. **为什么雷替曲塞可以用于腹腔热灌注化疗**

雷替曲塞是腹腔热灌注化疗的常用药物,临床疗效确切,安全性好。具体原因如下:第一,雷替曲塞是经国家药监局批准用于治疗结直肠癌的有效药物,对胃癌、肝癌、卵巢癌和恶性胸膜间皮瘤等也有明确的抗肿瘤作用;第二,雷替曲塞分子量大,不容易透过腹膜,有利于药物在腹腔发挥抗肿瘤作用,同时减少全身其他系统不良反应的发生;第三,研究表明,雷替曲塞与热疗具有协同作用,热疗情况下雷替曲塞在细胞内渗透浓度增加,更易杀灭癌细胞;第四,雷替曲塞半衰期长达 198 小时,可以在体内长时间发挥抗肿瘤作用;第五,较传统的氟尿嘧啶制剂,雷替曲塞具有更好的安全性和更小的心脏毒性。

43. 雷替曲塞腹腔热灌注化疗疗效怎么样，安全吗

　　雷替曲塞腹腔热灌注化疗疗效满意，安全性可控。动物实验表明，雷替曲塞用于腹腔热灌注化疗是治疗恶性肿瘤腹膜种植转移的有效手段，可以有效地降低肿瘤细胞的迁移。多项临床研究证明，雷替曲塞腹腔热灌注化疗期间，患者血压、心率变化不大，部分患者会出现体温轻度升高、腹痛等症状，给予对症处理后一般可缓解，比全身化疗的不良反应轻微得多，同时不会影响伤口愈合，不增加术后并发症。雷替曲塞用于腹腔热灌注化疗可以有效地清除腹腔内微小病灶和游离癌细胞，防止肿瘤复发转移，延长生存期。雷替曲塞临床应用过程中得到专家的一致认可，中国医师协会结直肠肿瘤专业委员会《结直肠癌术中腹腔化疗专家意见（2017 版）》推荐雷替曲塞作为结直肠癌腹腔热灌注化疗药物，《结直肠癌腹膜转移诊治中国专家意见（2017）》推荐雷替曲塞作为治疗恶性肿瘤腹膜种植转移的常见化疗药物；《结直肠癌腹膜转移预防和治疗腹腔用药中国专家共识（2019）》中推荐雷替曲塞可用于结直肠癌腹腔热灌注化疗。

（吴印兵　唐鸿生　郭春良）

第五节　腹腔热灌注化疗在治疗妇科肿瘤中的应用

1. 卵巢癌的临床表现是什么

　　卵巢癌早期常无明显症状，晚期主要有下腹部不适、腹胀、食欲下降等症状。部分患者可出现消瘦、贫血、阴道不规则流血或绝经后出血等表现，不同组织来源的卵巢癌症状略有不同：①卵巢上皮性癌早期症状不明显，一旦合并有腹水或转移，则有下腹部不适、腹胀、食欲下降等症状。部分卵巢上皮癌患者可短期内腹围迅速增大，同时伴有乏力、消瘦，或因肿瘤压迫出现大小便次数增多。有胸腔积液者可出现气短、不能平卧等表现。②卵巢恶性生殖细胞肿瘤：常有腹部包块、腹胀症状，可因肿瘤内出血或坏死感染而出现发热。当肿瘤出现扭转、破裂时，可出现剧烈腹痛等急腹症表现。③卵巢性索间质肿瘤：多数患者表现为腹部包块及内分泌紊乱。儿童患病可出现假性性早熟，发生于绝经后妇女可出现绝经后阴道流血等症状。④转移性肿瘤：卵巢转移瘤早期和其他早期卵巢癌一样无明显症状，可伴有一些原发病灶的症状，若原发灶来源于胃肠道者可有腹痛、腹胀、肠道症

状或体重下降等。

 2. 卵巢癌自查有什么表现

对于早期卵巢癌患者,可能没有任何不适,所以通常没有办法根据表现来进行自查。对于卵巢癌中晚期患者,可能会有下腹部不适、腹胀、食欲下降等症状,部分患者可出现消瘦、乏力、贫血、阴道不规则流血或绝经后出血等表现,可以根据以上表现来自查。但是自查并不能确诊卵巢癌,因此女性在出现上述表现后,应尽快去医院妇科就诊,通过检查来判断是否是卵巢恶性疾病。对于没有任何不适的女性,应定期体检,做到早发现早诊断早治疗,可提高卵巢癌的治愈率。

 3. 卵巢癌患者的转移途径有哪些

卵巢癌是较易扩散转移的肿瘤,早期不易发现,确诊时大多已到了晚期。转移途径主要有:①直接蔓延:晚期的卵巢癌,不仅与周围组织粘连,而且可直接浸润这些组织,如子宫、壁腹膜、阔韧带、输卵管、结肠及小肠,甚至可通过输卵管而蔓延至子宫腔。②淋巴转移:淋巴转移是卵巢癌的常见转移方式。可向髂内、髂外淋巴结转移,也可向腹主动脉旁淋巴结转移。还可沿圆韧带转移到腹股沟淋巴结。③腹腔种植转移:卵巢癌可穿破包膜、肠管等处,形成大量的结节状或乳头状的转移癌,特别是浆液性囊腺癌的乳头状组织,更容易穿破瘤体包膜,而扩散到腹腔各处,并引起大量腹水;④血行转移:卵巢恶性肿瘤除肉瘤、恶性畸胎瘤及晚期者外,很少经血行转移。一般远隔部位转移可达肝、脾、胸膜、肺等部位。

 4. 卵巢恶性肿瘤患者为什么会出现大量腹水

恶性腹水是卵巢恶性肿瘤尤其是卵巢上皮性肿瘤晚期常见的临床表现,可伴有腹胀、纳差等表现。卵巢癌出现腹水的原因主要有以下几点:①卵巢发生肿瘤后,体积增大,表面的腹膜面积增加,同时肿瘤组织水肿,引起液体渗出;②肿瘤包膜较薄,细胞之间的液体容易透过腹膜渗透到腹腔形成腹水;③恶性卵巢肿瘤除自身体积增大外,还向盆、腹腔腹膜广泛种植,刺激腹膜毛细血管,使其通透性增加,大量液体及蛋白质渗透入腹腔;④巨大瘤体压迫静脉及淋巴管,使血液及淋巴回流受阻,液体渗出腹腔引起腹水;⑤晚期肿瘤的大量消耗,引起患者自身的营养状态下降,血中白蛋白浓度降低,血浆胶体渗透压下降,血液中的水分就会渗出,也是形成腹水的原因之一。

 5. 卵巢恶性肿瘤患者出现大量腹水能不能做手术

晚期卵巢癌患者,往往合并有大量腹水,卵巢恶性肿瘤伴有大量腹水不是手术的禁忌证。合并恶性腹水的晚期卵巢癌患者,治疗的目的是尽可能延长生存期,甚至治愈,手术应作为首选。在初次手术中应尽可能切除所有肉眼可见病灶,最好能达到无肉眼残留,或争取残余病灶小于 2.5 毫米,即所谓满意肿瘤细胞减灭术。减瘤术联合腹腔热灌注化疗可以杀灭腹腔微小转移灶,延长患者的无瘤生存期、提高患者的长期存活率。初次手术联合腹腔热灌注化疗,治疗越满意的患者,预后也会更好,也才能够使后续的化疗或生物治疗真正能有用武之地。晚期卵巢癌患者的手术往往难度更大,有时候除了切除全子宫和双侧附件及大网膜、阑尾之外,还有可能需要切除部分肠管、膀胱、输尿管、甚至部分肝脏、部分胰腺、脾脏等脏器。对于预计初次手术不能够达到满意减灭术的患者,可以选择性地在化疗 3~6 个疗程后再行肿瘤细胞减灭术,同时联合腹腔热灌注化疗治疗,同样可以达到较好的治疗效果。

 6. 卵巢癌患者出现大量腹水后治疗效果如何

在妇科肿瘤中,卵巢癌易于转移和复发,总体预后较差。但出现腹水并不能预测患者的治疗效果,只是提示患者的病情相对晚期。影响卵巢癌预后的因素主要有:①肿瘤的分期,早期卵巢癌的治疗效果明显优于中晚期卵巢癌。②卵巢癌的组织学类型,低分化上皮性癌比其他类型癌更容易复发。③卵巢肿瘤对化疗的敏感性,这也是影响预后的重要因素。对铂类药物敏感的卵巢癌患者比铂类药物耐药的患者治疗效果好。④手术彻底性,手术做得越彻底,剩余的病灶越小,治疗效果也就越好。对于卵巢癌合并大量腹水的患者,只要能达到满意的细胞减灭,术后继续规范地化疗,甚至后期加上一些靶向药物维持治疗,也能够取得满意的治疗效果。

 7. 卵巢黏液腺癌怎么治疗

卵巢原发性黏液癌并不常见,绝大多数为转移性癌,占卵巢癌的 3%~4%。瘤体巨大,常为单侧,表面光滑,切面多房或实性,可有出血及坏死。

卵巢黏液性癌主要的治疗手段是手术加术后辅助化疗。对于早期病例，须行卵巢癌细胞减瘤术，手术范围包括全子宫、双附件、阑尾、大网膜、盆腔、盆腹腔淋巴结清扫及可疑病灶的活检，术后根据病理选择化疗方案；对于晚期患者来说，除了这些范围以外，还要尽可能地清除盆腔肿瘤病灶，达到尽可能满意减瘤。如果残留病灶小于 1 厘米，就称为满意减瘤，但要力争达到肉眼无残留状态。腹腔热灌注化疗可以杀灭腹腔微小转移灶，延长患者的无瘤生存期、提高患者的长期存活率。无论患者病情早晚，术后均可以行腹腔热灌注化疗清除微小病灶，降低肿瘤复发率。后续再行紫杉醇及铂类为基础的规范化疗，才能达到比较理想的治疗效果。

 8. 卵巢癌全身化疗后耐药怎么办

对于治疗后耐药的患者，需根据具体情况制定个体化的治疗方案。该类患者治疗相当困难，预后很差。治疗目的在于延长患者生存期，减轻肿瘤进展引起的相关临床症状。患者化疗耐药后的治疗方法还有：①二线化疗方案，根据其耐药情况选择拓扑替康、脂质体阿霉素、吉西他滨等；②放疗，作为晚期复发性卵巢癌孤立耐药病灶的姑息治疗手段；③分子靶向治疗，随着分子生物学技术的进展，分子靶向治疗日益受到人们的关注，例如贝伐株单抗用于复发性卵巢癌的总缓解率可达20%以上；④PARP 抑制剂，为卵巢癌患者延长生存期带来了希望；⑤临床试验，比如免疫治疗在多种实体肿瘤中显示出了良好效果，可尝试参加相关的治疗探索。

 9. 腹腔热灌注化疗用于治疗妇科哪些疾病

腹腔热灌注化疗主要用于治疗和预防妇科恶性肿瘤的盆腹腔种植转移，包括以下 6 种情况：①卵巢癌的初治治疗：包括初次肿瘤细胞减灭术后的腹腔热灌注化疗、用于新辅助化疗及间歇性细胞减灭术后的再次腹腔热灌注化疗。尤其适用于晚期特别是合并大量腹腔、胸腔积液的患者。②复发性卵巢癌。③腹膜假黏液瘤，腹腔热灌注化疗是腹膜假黏液瘤手术后的首选治疗方式。④伴有腹腔积液或播散性腹膜腔转移的其他妇科恶性肿瘤，包括子宫颈癌、子宫内膜癌、子宫肉瘤、外阴癌和阴道癌等。⑤妇科恶性肿瘤引起的难治性胸、腹腔积液。⑥可考虑试用于预防妇科恶性肿瘤术后腹膜腔种植转移，比如使用碎瘤（宫）器后发现的子宫肉瘤，或卵巢黏液性肿瘤术前或术中破裂、大量黏液溢出污染腹腔者。

10. 卵巢癌腹腔热灌注化疗适用哪些药物

腹腔热灌注化疗的药物选择取决于患者既往病史、疾病种类和药物特性。单药治疗对肿瘤有效、肿瘤组织穿透性高、分子质量相对大、腹膜吸收率低、与热效应有协同作用、腹膜刺激性小,是选择腹腔热灌注化疗药物的标准。还可以根据患者肿瘤的病理类型、患者肿瘤对化疗药物的敏感性、患者的一般情况、患者对化疗药物的耐受性等综合考虑选择化疗药物。目前文献报道用于卵巢癌腹腔热灌注化疗的药物主要有:顺铂、卡铂、奈达铂、洛铂、奥沙利铂、紫杉醇、吉西他滨、多柔比星等。

 11. 卵巢癌腹腔热灌注化疗的现在临床应用情况如何

腹腔热灌注化疗的本质是在精准恒温、循环灌注、充盈腹腔的基础上给予腹腔化疗。因此,腹腔热灌注化疗的效果建立在腹腔化疗有效的基础上。目前,在妇科恶性肿瘤的治疗中,腹腔化疗主要用于晚期卵巢癌。已有充分的证据显示,腹腔化疗可改善晚期卵巢癌患者的预后。在美国妇科肿瘤组一项临床试验的二次分析中,研究者发现腹腔化疗给晚期卵巢癌患者带来的生存益处可持续至少 10 年;每增加 1 次腹腔化疗,卵巢癌患者的死亡风险可减少 12%,对于接受满意细胞减灭术的患者,这一益处尤其显著。基于此项研究结果,美国国立癌症研究中心、国际妇产科协会、欧洲肿瘤内科学会指南均已将腹腔化疗作为接受满意肿瘤细胞减灭术后的晚期卵巢癌患者的一线治疗方案之一。腹腔热灌注化疗作为近些年新兴的肿瘤治疗手段,目前已逐渐应用于妇科恶性肿瘤,特别是晚期卵巢癌的辅助治疗中。多数研究结论支持使用腹腔热灌注化疗,显示其有比较好的安全性和较好的治疗效果。需要指出的是,腹腔热灌注化疗对于妇科恶性肿瘤属于较新的治疗手段,目前国内外有多项Ⅲ期临床多中心研究正在开展。

 12. 卵巢癌做腹腔热灌注化疗术前需要评估吗

卵巢癌做腹腔热灌注化疗术前需要从以下两方面评估:①肿瘤负荷的评估。肿瘤负荷是影响腹腔热灌注化疗疗效的重要因素,特别对于接受肿瘤细胞减灭术的卵巢癌患者,肉眼无肿瘤残留切除可显著提高腹腔热灌注化疗的疗效。此外,规范化评估腹腔热灌注化疗前的肿瘤负荷,也是评价腹腔热灌注化疗治疗妇科恶性肿瘤疗效的重要指标,这对于提供高质量的临床证据具有重要意义。治疗前常用腹膜癌指数的评分方法来进行肿瘤负荷的评估。②患者耐受性评估。可耐受肿瘤细胞减灭术的患者,多数对于腹腔热灌注化疗具有良好的耐受性。患者术前的一般状态及术中情况可辅助评估患者对腹腔热灌注化疗的耐受性。肺功能、心脏功能评价(心脏彩超)对于评估腹腔热灌注化疗的安全性有一定的帮助。此外,腹腔容积也是影响患者对腹腔热灌注化疗耐受程度的重要因素,术中(开腹或腔镜)充分分离粘连,增加腹腔容积有助于减少腹腔热灌注化疗治疗中腹胀、腹痛的发生率,由此可提高患者对腹腔热灌注化疗的耐受程度。

 13. 卵巢癌腹腔热灌注化疗后还需要全身化疗吗

卵巢癌腹腔热灌注化疗后仍然需要全身化疗。腹腔热灌注化疗只是治疗卵巢癌的一种手段,卵巢癌需综合治疗。卵巢癌的治疗原则以手术为主,辅以化疗、靶向治疗等综合治疗。手术治疗是治疗卵巢癌的主要手段,所有患者均应行肿瘤细胞减灭术,术后应用腹腔热灌注化疗以降低复发率。全身化疗是卵巢癌手术后主要的治疗手段。除经过全面分期手术的 I_A 和 I_B 期、黏液性癌或低级别浆液性癌和子宫内膜样癌不需要化疗外,其他患者均需化疗。初次手术后辅助化疗的目的是杀灭残余癌灶、控制复发,缓解症状、延长生存期。术后化疗多采用以铂类为基础的联合化疗。一般采用静脉化疗,对于初次手术达到满意的患者也可采用静脉腹腔联合化疗。早期患者化疗 3~6 个疗程,晚期患者 6~8 个疗程,疗程间隔一般为3 周。

 14. 妇科恶性肿瘤腹腔热灌注化疗常用药物及使用剂量是多少

妇科恶性肿瘤行腹腔热灌注化疗时的药物选择需要综合考虑。目前文献报道用于妇科恶性肿瘤治疗中使用的热灌注化疗药物及剂量总结如下:顺铂(50~100 毫克/平方米)、卡铂(曲线下面积6,或 200~800 毫克/平方米)、奈达铂(80~100 毫克/平方米)、洛铂(50 毫克/平方米)、奥沙利铂(85~460 毫克/平方米)、紫杉醇(20~175 毫克/平方米)、吉西他滨(50~1 000 毫克/平方米)、多柔比星(15~75 毫克/平方米)、丝裂霉素(15~35 毫克/平方米)。具体到患者个体身上,需结合患者肿瘤的病理类型、患者的一般情况,患者对热灌注化疗的耐受性等综合考虑,来选定热灌注化疗药物及剂量。

15. 妇科恶性肿瘤腹腔热灌注化疗用卡铂、奥沙利铂、紫杉醇时要注意什么

妇科恶性肿瘤行腹腔热灌注化疗时,使用卡铂和奥沙利铂、脂质体紫杉醇时如果用生理盐水配伍会导致药效改变,影响治疗效果,宜选用5%葡萄糖液作为灌注液体。此外,奥沙利铂具有神经毒性,还有增加内脏出血风险的报道。腹腔热灌注化疗可增加奥沙利铂的毒性反应,选择该药需慎重。紫杉醇是铂类以外在妇科恶性肿瘤治疗中最常用的药物,用于腹腔热灌注化疗其疗效也比较确切。应用时同样需要对紫杉醇进行预防过敏等预处理,具体方法与静脉用药时相同:通常在治疗之前12小时及6小时左右给予地塞米松20毫克口服,或治疗前30~60分钟静脉滴注地塞米松20毫克;苯海拉明50毫克,在用紫杉醇之前30~60分钟静脉注射或深部肌内注射;以及在治疗之前30~60分钟给予静脉滴注西咪替丁(300毫克)或雷尼替丁(50毫克)。

 16. 顺铂用在卵巢癌热灌注化疗中要注意什么

铂类药物是目前妇科恶性肿瘤治疗中最常用的腹腔化疗药物,顺铂的使用率最高,也是目前用于腹腔热灌注化疗最为广泛的药物,其疗效和安全性最肯定。为了避免顺铂的肾毒性,使用顺铂进行热灌注化疗时需要水化。国外有研究报道当热灌注化疗时顺铂使用剂量达到80毫克/平方米时,可出现限制性毒性反应,特别是肾毒性的发生率明显增加。考虑到肾脏毒性反应具有迟发性,该研究推荐腹腔热灌注化疗中顺铂的使用剂量不应超过70毫克/平方米。

 17. 卵巢癌腹腔热灌注化疗的灌注液怎么选择

生理盐水、林格液、葡萄糖液、蒸馏水均可作为灌注液体。灌注液体的选择主要取决于液体的脱水效果、肿瘤类型和化疗药物的种类。理论上,灌注液的脱水效果越好、导致肿瘤脱水死亡的可能性越大,治疗效果也越好。从这一角度出发,蒸馏水是最佳选择。但蒸馏水在导致肿瘤脱水的同时也会导致正常组织脱水,患者可因此出现高钠血症、高钾血症。临床实践中极少有患者能够耐受蒸馏水灌注治疗时产生的脱水效应,故其使用率不高。即便选择蒸馏水作为灌注液,也宜与其他液体如生理盐水、葡萄糖液交替使用。治疗卵巢黏液性肿瘤因为首选顺铂作为化疗药物,宜选择葡萄糖液。采用其他化疗药物时，从临床实用性和安全性出发，可将生理盐水作为首选灌注液体。

 18. 卵巢癌想选择腹腔热灌注化疗，置管方式有哪些

　　卵巢癌选择腹腔热灌注化疗，可选择开腹手术关腹前置管，也可选择腹腔镜或超声引导下置管。腹腔镜置管具有视野清晰、创伤小、术后恢复快、置管位置确切的优势，临床实用性强。超声引导穿刺具有创伤小、对腹腔积液的诊断具有特异性、费用低廉的特点，但其操作受医师经验、超声机器分辨率、患者既往手术的影响。超声引导穿刺置管未必适合所有患者，妇科恶性肿瘤患者尤其是既往有手术史的患者或结核性腹膜炎等炎性病变所致腹水，腹腔内多有粘连，超声引导穿刺置管风险较大。术中置管通常是在卵巢癌肿瘤细胞减灭术后进行，分别于左右膈下各置导管 1 根，盆底置导管 2 根，导管戳孔引出体外，关闭腹腔。灌注管的位置一般放置如下：管口位于上腹部的 2 根引流管作为灌注管。

 19. 卵巢癌手术切除肠道还可以做腹腔热灌注化疗吗

　　卵巢癌手术切除肠道后可以继续做腹腔热灌注化疗。晚期卵巢癌患者的手术往往难度更大，为了达到满意的肿瘤细胞减灭术，可能需要切除部分肠道。切除部分肠道后达到了满意减瘤，联合腹腔热灌注化疗可以杀灭腹腔微小转移灶，延长患者的无瘤生存期、提高患者的长期存活率。肠切除吻合术并非热灌注化疗的禁忌证，卵巢癌手术切除肠道和胃肠道手术一样可以做腹腔热灌注化疗。卵巢癌手术切除肠道后再做腹腔热灌注化疗最为担心的问题是术后肠瘘，但肠瘘的发生和吻合口的血运和张力、医生的吻合技术、手术方式及患者的营养状况有关，和腹腔热灌注化疗无明确关系，研究表明：腹腔热灌注化疗对胃肠及肠吻合口的愈合无不良影响。卵巢癌手术切除肠道后可否做腹腔热灌注化疗，需要有经验的妇科肿瘤专科医生或肿瘤外科专科医生评估吻合口愈合情况，判断肠吻合术后可否给予热灌注化疗，有助于降低术后吻合口并发症的发生率。

 20. 腹腔热灌注化疗预防卵巢癌术后复发的机制是什么

　　腹腔热灌注化疗预防卵巢癌术后复发的机制主要包括以下几点：①恶性肿瘤细胞在 43℃ 持续 1 小时即可出现不可逆损伤，而正常细胞可耐受

47℃持续1小时。因此,通过合适的温度,腹腔热灌注治疗可直接通过热效应杀死肿瘤细胞;②热效应可直接抑制DNA的复制、转录和修复,并在组织水平导致肿瘤血管血栓形成;③腹腔热灌注治疗过程中的液体流动产生的剪切力可直接导致肿瘤细胞死亡,冲刷组织导致肿瘤细胞发生凋亡;④高温可导致肿瘤细胞膜、肿瘤血管通透性发生变化,降低肿瘤细胞对化疗药物的排泄率,增加肿瘤细胞中化疗药物的浓度;⑤腹腔给药时腹膜腔内化疗药物的浓度是血浆水平的10~1 000倍,由此可增加腹腔内肿瘤病灶局部药物的作用浓度;⑥热效应可以降低肿瘤细胞对化疗药物顺铂的耐药性;⑦腹腔热灌注和化疗可产生协同效应,且该协同作用在43℃时明显增强。

21. 腹腔热灌注化疗预防卵巢癌术后复发效果好吗

目前在妇科恶性肿瘤的治疗中,腹腔化疗主要用于晚期卵巢癌。已有充分的证据显示,腹腔化疗可改善晚期卵巢癌患者的预后。国外的研究报道对于初治后发生复发的晚期卵巢癌患者,与传统静脉化疗相比,腹腔热灌注化疗可延长患者的中位生存时间,在铂敏感性复发患者中尤为显著。一项大数据对37项临床研究结果进行了综合评估,结果显示:①与肿瘤细胞减灭术+静脉化疗相比,肿瘤细胞减灭术+腹腔热灌注化疗可改善卵巢癌患者的1年生存率,且这种益处可持续8年;②腹腔热灌注化疗并不增加并发症的发生率;③对于初治和复发患者,与肿瘤细胞减灭术+静脉化疗相比,肿瘤细胞减灭术+腹腔热灌注化疗可提高患者的1、3和5年生存率。

22. 腹腔热灌注治疗卵巢癌的禁忌证是什么

可耐受肿瘤细胞减灭术的卵巢癌患者,多数可行腹腔热灌注化疗。患者术前的一般状态及术中情况可辅助评估患者对腹腔热灌注化疗的耐受性。腹腔热灌注化疗的禁忌证主要有以下几种情况:①肠梗阻,灌注后可能会加重肠梗阻情况;②腹膜腔内存在广泛粘连,灌注时灌注液体循环不畅,引起腹压过高,化疗药漏出等;③腹腔有明显炎症,引起炎症播散,感染性休克可能;④存在吻合口愈合不良的高危因素,包括吻合口水肿、缺血、张力明显、严重低蛋白血症等;⑤心脏、肾脏、肝脏和脑等主要脏器功能障碍;⑥肺、肝、脑或骨转移,疾病晚期腹腔热灌注治疗无太大意义;⑦严重凝血功能障碍,灌注引起出血,失血性休克可能;⑧胆汁阻塞及输尿管梗阻,影响灌注化疗药物代谢,加重化疗毒副反应。

23. 卵巢癌做腹腔化疗的毒副反应主要有哪些

腹腔化疗的毒副反应主要包括由化疗药物引起的毒性反应和因腹腔置管引起的并发症。毒性反应包括全身和局部毒性反应，前者主要有消化道反应、肾毒性、血液学毒性和代谢异常等，局部毒性主要有：疼痛及化学性腹膜炎等。腹腔置管主要的并发症有：出血、感染、疼痛、肠穿孔、粘连性肠梗阻以及管道功能障碍（堵塞、渗漏）等。部分学者在临床试验中发现腹腔化疗更易发生感染、腹痛、恶心、呕吐及神经毒性反应。有学者对近 20 年来国内外发表的所有卵巢癌腹腔化疗的随机研究对照进行了 Meta 分析，其结果表明腹腔化疗对不同方案的毒副作用的影响具有异质性，在化疗药物剂量相同的情况下腹腔化疗较静脉化疗部分毒副反应减轻。

 24. 卵巢癌做腹腔化疗与静脉化疗相比有什么好处

卵巢癌行腹腔化疗与静脉化疗相比有很大好处。卵巢癌是以直接蔓延及腹腔种植为主要转移途径，即使是晚期患者，除少数有胸膜转移外，腹腔外转移也很少见，且临床上约 30% 的卵巢癌患者以腹水为首发症状。鉴于其解剖学、生理学及生物学特性，有学者提出了对卵巢癌患者采用腹腔化疗的建议。腹腔化疗是将化疗药物直接灌注到腹膜腔，使肿瘤部位药物浓度提高，增强对肿瘤细胞的杀伤能力。总结大量的研究结果后发现腹腔化疗与静脉化疗相比具有以下优势：①腹腔化疗时药物与肿瘤直接接触、局部作用时间长；②局部药物峰浓度与曲线下面积高于静脉给药的 10 ~ 1 000 倍；③腹腔中的部分抗癌药物可通过毛细血管和淋巴管分别进入肝、腹膜后淋巴结，直接治疗该处的病灶；④有利于控制腹水。

 25. 子宫内膜样腺癌是什么

子宫内膜癌是发生于子宫内膜的一组上皮性恶性肿瘤，以来源于子宫内膜腺体的腺癌最常见，子宫内膜样腺癌占 80% ~ 90%，其他病理类型还有浆液性癌、黏液性癌、透明细胞癌、癌肉瘤。子宫内膜癌为女性生殖道三大恶性肿瘤之一，占女性全身恶性肿瘤的 7%，占女性生殖道恶性肿瘤的 20% ~ 30%。近年来发病率在世界范围内呈上升趋势，平均发病年龄为 60 岁，其中 75% 发生于 50 岁以上妇女。约 90% 的患者出现阴道流血或阴道排液症状。阴道流血主要表现为绝经后阴道流血,量一般不多。阴道排液多为血性液体或浆液性分泌物,合并感染则有脓血性排液、恶臭。若肿瘤累及宫颈内口,可引起宫腔积脓,出现下腹胀痛及痉挛样疼痛。肿瘤浸润子宫周围组织或压迫神经可引起下腹及腰骶部疼痛,晚期可出现贫血、消瘦及恶病质等相应症状。

 26. 子宫内膜癌如何治疗

子宫内膜癌的治疗应根据患者的年龄、身体状况、病变范围和组织学类型选择适当的治疗方式。早期患者以手术为主,按照手术-病理分期的结果及复发高危因素选择辅助治疗;晚期患者采用手术、放疗与化疗综合治疗。放疗是治疗子宫内膜癌有效的方法之一。单纯放疗包括腔内及体外照射,仅适用于年老体弱、有严重内科合并症、不能耐受手术、禁忌手术者及Ⅲ期以上不宜手术的患者。

 27. 子宫内膜癌晚期可以治愈吗

子宫内膜癌分期不同预后不同。Ⅰ期 5 年生存率较高,Ⅱ期 5 年生存率在 50%~55% 之间,Ⅲ期 5 年生存率只有 30%,Ⅳ期 5 年生存率低于10%。子宫内膜癌分级不同预后效果不同,高分化 5 年生存率80%,中分化5 年生存率75%,低分化 5 年生存率 50% 左右。晚期子宫内膜癌的预后不良,生存期较短。晚期患者采用手术、放疗与化疗等个体化综合治疗。手术和放化疗后可给予患者中医中药治疗,固本扶正,提高患者的机体免疫力。随着个体化肿瘤治疗和靶向研究的不断进展,几种新型靶向药物如西罗莫司类似物、贝伐单抗、索拉非尼和舒尼替尼等已被开发和应用于子宫内膜癌的治疗,可以增加晚期子宫内膜癌的治疗效果。

 28. 哪些子宫内膜癌患者需要腹腔热灌注化疗

国外有研究表明,腹腔热灌注化疗治疗晚期子宫内膜癌有一定的疗效和安全性。腹腔热灌注化疗主要用于治疗和预防妇科肿瘤的盆腹腔种植转移。对于以下子宫内膜癌患者可考虑行腹腔热灌注化疗:①腹水或腹腔冲洗液能查到肿瘤细胞或播散性腹膜腔转移的晚期或复发性子宫内膜癌患者;②子宫内膜癌引起的难治性胸、腹腔积液;③使用碎瘤(宫)器后发现的子宫肉瘤包括癌肉瘤、平滑肌肉瘤和子宫内膜间质肉瘤及子宫内膜癌患者。腹腔热灌注化疗可以杀灭腹腔微小转移灶，延长患者的无瘤生存期、提高患者的长期存活率。

（吕晓刚　邱力　冯忻）

第六节　腹腔热灌注化疗的疗效及并发症

 1. 腹腔热灌注化疗在临床应用疗效如何，有没有真实可靠的数据支持

腹腔热灌注化疗预防与治疗恶性肿瘤腹膜种植转移及其引起的恶性腹水具有较好的临床疗效。在全球肿瘤学影响力最大，一年一度的美国临床肿瘤学会年会（2020ASCO）上，由广州医科大学附属肿瘤医院作为发起单位，崔书中教授作为主要研究者的一项临床研究，最近被录取发表。该研究联合美国哈佛大学医学院共同设计，全国共有 16 个中心参与，截至2019 年 3 月，共入组 648 例胃癌手术患者，为当今全球范围内在胃癌预防腹膜转移领域里最先完成、最大样本量的随机对照研究。该研究用最真实可靠的数据证实，进展期胃癌联合腹腔热灌注化疗，预期可提高患者 5 年生存率约为 12%，这一研究结论将为医生和患者选择腹腔热灌注化疗和制定综合治疗方案提供最坚实可靠的临床依据。

另一项由崔书中教授牵头，联合国内 5 个中心进行的肿瘤细胞减灭术联合腹腔热灌注化疗在治疗Ⅲ期上皮性卵巢癌的临床研究，经过 3 年多的严谨随访，最新的研究结果也被国际知名期刊 *JAMA Network Open* 接收发表。该研究共入组 584 例初治的 Ⅲ 期卵巢癌患者，研究结果发现，与传统初治单纯行肿瘤细胞减灭术+术后静脉化疗相比，增加 2~3 次的腹腔热灌注化疗可明显延长患者总生存期，其中减瘤满意组患者的中位生存时间延长 11.6 个月，3 年生存率提高 10.5%，证实腹腔热灌注化疗在晚期卵巢癌治疗中有较好的临床疗效。

 2. 如何判断腹腔热灌注化疗治疗效果

腹腔热灌注化疗的疗效评价标准：①肿瘤标志物检测如 CEA（癌胚抗原）、CA199（糖类抗原 199）、CA125（卵巢癌抗原 125）、AFP（甲胎蛋白）等，腹腔热灌注化疗治疗前后的肿瘤标志物水平改变可一定程度上反应短期疗效；②KPS 评分或 ECOG 评分：可根据患者腹腔热灌注化疗治疗前后的生活质量改善情况评价临床治疗效果;③B 超、CT、磁共振、PET-CT 等影像学检查:可检测治疗前后腹膜癌的大小和范围、腹水多少等影像学数据。目前较为常用的是世界卫生组织实体瘤的疗效评价标准,根据影像学数据评价肿瘤治疗效果,分为完全缓解(CR)、部分缓解(PR)、病情稳定(SD)和病情进展(PD)四个等级,及客观缓解率(ORR)、疾病控制率(DCR)等指标;④腹腔镜微创或开放手术探查:可直观评价原发病灶和腹膜癌经腹腔热灌注化疗治疗后缩小的情况;⑤患者生存期评估:常用总生存期(OS)、无病生存期(DFS)、无进展生存期(PFS)、无复发生存期(RFS)等指标。

 3. 腹腔热灌注化疗为什么比全身化疗治疗腹膜种植转移癌效果好

腹腔热灌注化疗对于微小腹膜肿瘤病灶较系统化疗具有明显的优势。由于剂量限制性毒性和腹膜—血浆屏障的存在,腹膜转移癌被相对缺乏血供的腹膜隔离,全身静脉化疗的药物难以到达肿瘤组织,最终到达肿瘤组织的药物较少,其浓度也不足以有效地杀灭癌细胞,因此单纯的全身化疗对腹膜转移癌疗效甚微。而腹腔热灌注化疗经腹腔直接给药,腹膜—血浆屏障又将化疗药物更长时间更高浓度地聚集在腹腔,使得腹腔内化疗药物浓度比血浆水平高 20~1 000 倍,可增加化疗药物与肿瘤细胞接触的机会;且在热疗的作用下,43℃持续一小时不仅可以直接杀灭肿瘤细胞,还促使化疗药物的组织渗透性增加,可深入到 5 毫米的浆膜下,最大程度地杀伤腹膜肿瘤细胞和微转移灶,并能减少化疗药物引起的全身毒性反应(骨髓抑制、肝肾毒性等)。另一方面,化疗药物也可通过覆盖在肝、脾、胃、小肠、结直肠及肠系膜的腹膜脏层被吸收进入门静脉,预防和治疗肝脏微转移灶。除此以外,大容量灌注液的机械冲刷及生物滤膜的微滤过作用,能冲洗带走残留的淤血和坏死组织,清除腹腔内残留的癌细胞;高温灌注液的冲刷作用还使得术野内渗出的纤维蛋白难以形成保护癌细胞的纤维素样凝固物隔离层,有利于机体免疫细胞吞噬消灭癌细胞。国内外大量临床研究也证明,腹腔热灌注化疗比全身化疗治疗腹膜种植转移效果更好。

4. 腹腔热灌注化疗治疗安全吗,并发症发生率低吗

大量国内外动物实验和临床研究证实,腹腔热灌注化疗是一项成熟、安全的临床应用技术。腹腔热灌注化疗治疗后并发症的发生率较低(表 3-2

列举了国外学者报道的腹腔热灌注化疗治疗后相关并发症的发生率)。除此之外,部分患者还可能会出现低热、恶心呕吐、腹胀等不适,医生给予退热、止吐、解痉等对症处理后一般均可缓解。个别患者会出现胃排空障碍、肠麻痹等并发症,多与患者本身的疾病因素或手术有关,经对症处理后多可恢复。

表3-2　腹腔热灌注化疗的常见并发症

并发症	发生率/%	并发症	发生率/%
腹痛	24	伤口感染	3.2
引流管渗漏	11.2	肠梗阻	2.4
出血	9.6	白细胞减少	2.4
引流时间延长	7.2		

出处:AI-Quteimat OM, AI-Badaineh. Intraperitoneal chemotherapy: Rationale, application, and limitations. J Oncol Pharm Pract, 2014, 20(5):369-380.

 5. 腹腔热灌注化疗高温会不会损伤正常的腹腔组织细胞

正常细胞在47℃条件下能耐受1个小时以上,而恶性肿瘤细胞能耐受的温度仅为43℃,由于癌细胞都"怕热",40~45℃的高温对肿瘤细胞能产生致死效应。我们通常运用精准体腔热灌注治疗系统将水浴加热缓慢升温至43℃,并且采用独一无二的内外双循环热交换技术,以及高精度温度传感器和自动降温系统,实现智能控温,测温和控温精度≤±0.1℃,真正实现了温度的安全平稳,既能保障治疗效果,又能确保腹腔热灌注化疗时不会损伤正常的腹腔组织细胞。

6. 腹腔热灌注化疗高温会不会引起肠管烫伤

腹腔热灌注化疗选用的温度是43℃,因为正常组织在43℃条件下能耐受1小时以上,而恶性肿瘤细胞在43℃不能耐受;但有动物实验证实温度到达44℃或以上时会导致不同程度肠管粘连及热损伤,因此,43℃是一个温度的临界点。腹腔热灌注化疗技术的研发中最大的困难就是如何平衡疗效和热损伤。广州医科大学附属肿瘤医院牵头研发的精准体腔热灌注治疗系统是通过水浴加热缓慢升温,并且采用独一无二的内外双循环热交换技术,以及高精度温度传感器和自动降温系统,实现智能控温,测温和控温精度≤±0.1℃，真正实现了温度的安全平稳，既能保障治疗效果，又确保不会造成热损伤。广州医科大学附属肿瘤医院牵头研发的精准体腔热灌注系统目前已有二十几万例次的治疗经验，未出现过一例肠管烫伤案例。

 7. 腹腔热灌注化疗治疗过程中会很痛苦吗

在进行腹腔热灌注化疗治疗时麻醉师会给予患者适当的镇静、镇痛剂，使患者处于安静状态，在治疗过程中也会根据患者的疼痛反应，适时地调整镇静、镇痛药的剂量，患者不会感到痛苦。同时，在腹腔热灌注化疗治疗过程中，会有专科医生、麻醉师、专科护士全程密切监测患者的各项生命体征，灌注管道通畅情况，灌注液温度变化等，如出现异常，都会及时进行针对性的处理。患者都能在舒适无痛的过程中顺利完成腹腔热灌注化疗治疗。

 8. 腹腔热灌注化疗常见的不良反应有哪些，应该如何处理

腹腔热灌注化疗是热疗和化疗的联合治疗方式，历经多年的临床应用已经被证实是安全、有效的。少数患者在治疗过程中可能会出现与热疗和化疗相关的不良反应。腹腔热灌注化疗常见的不良反应有：多汗、心率增快、发热和消化道反应。腹腔热灌注化疗治疗时，因43℃的灌注液持续循环恒温灌注入患者腹腔内，腹腔内的温度随之升高，可能出现出汗、发热、体温轻度升高的情况，有些甚至大汗淋漓、心率加快，一般治疗后或者给予加强补液等对症处理均能好转。腹腔热灌注化疗治疗期间患者的发热或者体温一过性上升一般不高于38.5℃，无需特殊处理；若治疗结束后患者体温高于38.5℃，则要排除是否合并感染。腹腔热灌注化疗治疗过程中出现的胃肠道反应可给予抑酸、护胃、止吐及解痉等对症处理，一般都能得到缓解。

 9. 腹腔热灌注化疗后为何会出现恶心呕吐，如何预防和治疗

恶心、呕吐是腹腔热灌注化疗常见的不良反应，加上患者在腹部手术时镇痛治疗所使用的止痛药物的副作用，使得腹腔热灌注化疗后出现恶心、呕吐的概率大大增加。恶心、呕吐一旦发生，不仅影响生活质量，而且影响治疗效果，甚至可能引起腹压增高，进而导致切口愈合不良、切口疝形成或反流误吸等不良后果。因此,从预防和治疗两个角度处理恶心、呕吐问题就显得尤为重要,以保障患者能够坚持进行腹腔热灌注化疗。预防和治疗的措施包括术前 6 小时禁食、2 小时禁饮;对于术后恶心呕吐高风险患者的麻醉尽量选择使用丙泊酚麻醉;纠正贫血、术中术后注意补充血容量,避免脑组织缺血缺氧;术后的镇痛药使用非甾体消炎药(帕瑞昔布、氟比洛芬等),适当地使用镇痛泵,如呕吐加重时,可适当关闭镇痛泵。

 10. 腹腔热灌注化疗胃肠道反应严重吗

部分患者腹腔热灌注化疗后会出现腹胀、腹痛、恶心、呕吐等症状,经胃肠减压,通便灌肠,纠正水电解质紊乱等对症处理后一般可得到缓解,治疗后 1 周内症状即消失;同时胃肠道一般会延迟排空 1~3 天。治疗后如果出现无法缓解的、持续加重的腹胀、腹痛、恶心、呕吐等症状,要注意排除是否合并腹腔感染导致的肠麻痹,或者因术后肠粘连导致的肠梗阻。

 11. 腹腔热灌注化疗会引起伤口感染、裂开吗

腹腔热灌注化疗是通过无菌循环管道进行循环灌注的,腹腔置管过程、体外连接循环管道都需遵循外科无菌操作的原则,灌注过程中进入腹腔的灌注液容量可根据患者的实际情况实时进行体外调节,不会引起伤口感染、裂开,也不会对常规缝合的腹部伤口的愈合造成不利影响。手术切口感染和愈合不良,一般与手术切口的污染、缝合技术的不当、患者的伴发病(肥胖、糖尿病)及围手术期营养不良有关,腹腔热灌注化疗后需注意加强营养支持,定期切口换药,同时也要注意引流管口情况。

 12. 腹腔热灌注化疗过程中会出现腹胀、腹痛吗,如何处理

因腹腔热灌注化疗过程中灌注液循环不畅,或者灌注液充盈腹腔内过多至 3 000 毫升以上时,会出现腹胀、腹痛症状。必须保证在外科无菌消毒的原则下,适当调整灌注管的进出水方向、调整腹腔内出水管的长度和旋转出水管等方法,使循环保持通畅。然后注意减慢流速,采取舒适体位,与患者交谈转移患者注意力,给予适当的解痉、镇静、镇痛药等措施,灌注至 10~15 分钟以后患者一般就会逐渐适应,腹痛也会逐渐消失。

13. 腹腔热灌注化疗后患者出现腹胀、腹痛是何原因,如何处理

腹腔热灌注化疗后,患者安全返回病房,可能会出现腹胀、腹痛。症状一般较轻微,休息后多可缓解,但也应密切观察病情的变化。单纯腹胀,则先考虑灌注液是否存留过多,此外,还要了解患者胃肠道功能恢复情况,如肠鸣音、肛门是否有排气排便等;单纯腹痛,则先了解疼痛部位、性质、程度、引流液的颜色和量,再做进一步判断,部分患者灌注结束后出现腹痛,首先要排除灌注结束后是否放液过快,引起突发性腹腔内压力改变。另一方面化疗药物有一定的毒副作用及腹膜刺激性,比如静脉化疗引起的静脉炎作用于腹膜表面,同样可引起一过性腹痛。再者了解肠鸣音,是否有肠道痉挛或者肠麻痹,同时要排除术后是否存在肠粘连,甚至吻合口瘘的可能。

 14. 腹腔热灌注化疗后会出现肠粘连吗

肠粘连是腹部外科手术最常见的并发症之一,是手术中无法避免的,术后发生肠粘连的概率高达 90%,与腹部手术史、腹腔渗血、渗液、腹腔感染等多种因素有关,腔镜手术会降低术后粘连的发生率。腹腔热灌注化疗有可能加重粘连的因素主要有化疗药物选择不当和控温不精确导致的肠管热损伤,广州医科大学附属肿瘤医院牵头研发的体腔热灌注治疗系统控温精度±0.1℃,可以保障灌注温度始终维持在安全范围内。有研究结果对比发现,腹部外科手术后加用腹腔热灌注化疗并不会增加术后肠粘连的发生率。但肠粘连会影响腹腔热灌注化疗的疗效,严重者甚至无法采用腹腔热灌注化疗。因此建议在腹腔热灌注化疗过程中,要把握最佳灌注时机,建议在术后或置管完成后尽早开始,治疗温度设定为 43℃,并且严格按照规范化操作流程及腹腔热灌注化疗共识推荐的治疗方案。腹腔热灌注化疗过程中持续循环冲刷和滤过,可去除残留的凝血块及坏死组织、减少炎性渗出等,具有预防肠粘连的作用。

 15. 腹腔热灌注化疗是否会引起肠梗阻

肠梗阻是外科常见的急腹症之一,多发于腹部手术或腹腔感染的患者。术后发生的肠梗阻多为肠粘连或者各种肠瘘、胆瘘、胰瘘继发感染所引起。腹腔热灌注化疗对比常规治疗并不会增加肠粘连的发生。中山大学孙逸仙纪念医院林仲秋院长、广州医科大学附属肿瘤医院崔书中院长对术后灌注是否会引起肠粘连均做过腔镜探查研究,结果显示腹腔热灌注化疗后,并未发生肠管粘连,甚至腹腔肠道状况比单纯手术组还要好,因此也就不会增加肠梗阻的发生。而对于腹腔热灌注化疗前已经出现肠梗阻患者,则建议解除梗阻后再行治疗。

 16. 如何预防腹腔灌注化疗患者术后下肢静脉血栓形成

　　受手术时间长、手术麻醉影响、术中出血导致血细胞凝集性增高等因素,患者下肢静脉血栓形成的风险增高。尤其是高龄、超重、有静脉血栓既往史、有脉管瘤栓的患者,尤应注意,术前需严格筛查及预防。肿瘤患者发生静脉血栓栓塞症的风险是健康成人的 4~7 倍,有研究报道腹腔减瘤手术联合腹腔热灌注化疗后静脉血栓的发生率为 5%~10%。下肢静脉血栓预防措施应于腹腔热灌注治疗前即开始实施,开展下肢静脉血栓预防及运动指导,对降低腹腔热灌注治疗后下肢静脉血栓的发生率,提高患者机体功能状态十分必要。预防下肢静脉的发生采用以物理预防为主的静脉血栓综合防治技术。①每日测量腿围,对比观察双下肢肤色、温度、肿胀程度和感觉。注意观察四肢特别是下肢有无肌肉疼痛、压痛、肢体肿胀、皮温升高等不适症状,一旦出现上述任何不适,立即告知医护人员。②卧床期间患者做主动性踝关节背屈/趾屈,以发挥双下肢"肌肉泵"作用。并联合应用间断充气加压装置行双下肢气压治疗促进双下肢血液循环,能有效预防血栓。③早期下床活动可促进呼吸、胃肠、肌肉骨骼等多系统功能恢复,有利于预防下肢深静脉血栓形成。④对于静脉血栓风险度为中危级及以上级别的患者,除了指导患者合理活动外,应遵医嘱给予药物预防(抗凝药)和/或物理预防(静脉加压装置机械性预防和/或使用分级加压弹力袜)。

 17. 腹腔热灌注化疗后会引起腹腔出血吗

　　单纯的腹腔热灌注化疗基本不会引起腹腔出血,因为腹腔热灌注化疗选用的温度是 43℃,正常组织在 43℃ 条件下能耐受 1 小时以上。腹腔热灌注化疗后引起腹腔出血的原因可能是:治疗过程中腹腔热灌注液体冲击导致血管夹或线结的滑脱;腹腔热灌注化疗导致电刀、超声刀结扎凝闭血管产生的焦痂脱落;手术操作不当造成的出血,术中未能及时发现及处理,术后腹腔热灌注化疗过程导致损伤加重而出血;手术创面较大,如腹腔假性黏液瘤广泛转移行彻底减瘤术后,或者肝肿瘤切除术后较大的肝断面等,创面容易渗血。

 18. 腹腔热灌注化疗过程中或者术后可疑腹腔出血,应该如何处理

　　腹腔热灌注化疗过程中是否发生腹腔出血可通过观察流出灌注液的颜色来进行诊断,若颜色明显变红,则有可能发生了腹腔出血。当发生腹腔出血时,应立刻停止腹腔热灌注化疗,引流出腹腔内剩余灌注液,继续观察引流液的颜色和量。当治疗结束后仍需动态观察血红蛋白的变化情况,若确定是腹腔出血,应及时使用止血药物,经保守治疗无效,必要时需当机立断行急诊剖腹探查。如手术过程中止血确切,一般不影响当天行腹腔热灌注化疗。对于手术创面较大、术中失血较多的手术,手术当天应予以观察引流液的颜色和量的情况,术后第一天再决定是否继续行腹腔热灌注化疗。

 19. 腹腔热灌注化疗对术后吻合口出血有没有影响

　　腹腔热灌注化疗对术后吻合口出血有一定的影响。因此吻合口的处理是否牢靠、术中止血是否确切显得尤为重要。因为在腹腔热灌注化疗的过程中,灌注液有一定的流速,同时高浓度化疗药物对吻合口的愈合难免会产生影响。此外,一些常用的吻合口加固方式或止血材料的应用,如止血粉、止血纱、生物胶等,也会由于腹腔热灌注化疗导致效果减退,从而加大了吻合口出血的风险。这就要求术者必须具备扎实的手术技能,腹腔热灌注化疗时控制灌注液进出腹腔的速度,尽量避免流入或流出的灌注液对吻合口造成冲刷。当患者胃管引流出鲜血或患者呕血,或者引流液变鲜红、暗红,则需考虑患者出现吻合口出血的可能,此时应该终止腹腔热灌注化疗。对于单纯的吻合口出血来说,内镜下喷洒止血药物或使用止血夹可以获得良好的止血效果,这样可以避免二次手术对患者身体造成更大的打击。如有无法控制的出血,则需当机立断行手术止血。

 20. 腹腔热灌注化疗会不会引起肺栓塞

　　临床应用中尚未发现明确由腹腔热灌注化疗引起的肺栓塞。各种因素导致的体循环栓子脱落均可引起肺栓塞,最常见的肺栓子为血栓。术后引起肺栓塞的可能原因是患者术后长期过多卧床,高脂血症,肿瘤高凝状态等导致下肢深静脉血栓形成,活动后血栓脱落随血流进入肺循环引起肺栓塞。腹腔热灌注化疗虽然由于热效应及其他生理反应加快了血液循环,但是否会促进癌栓脱落目前并没有可靠的临床实验数据,因此并不是增加栓塞因素的明确原因,临床应用中也未发现明确由腹腔热灌注化疗引起肺栓塞的病例发生。对于疑似有可能发生肺栓塞的高危患者应做好术前评估和预防工作。

 21. 腹腔热灌注化疗会增加肺部感染的机会吗

　　腹腔热灌注化疗可能会增加肺部感染的概率。腹部手术后肺部感染的发生率为 $10\% \sim 55\%$,病因较多,包括:基础的呼吸系统疾病;营养状态不佳,咳痰无力;免疫力下降,对病菌的抵抗能力下降;气管插管导致的咽喉部不适同样给患者的术后呼吸功能恢复造成困难;腹腔热灌注化疗过程中,大量液体进入腹腔,抬高膈肌,胸廓扩张受限,导致呼吸困难;腹腔灌注液中的化疗药物会造成刺激,导致反应性胸水,增加了肺部感染概率,化疗药物会导致骨髓抑制,降低免疫力。为了减少腹腔热灌注化疗后出现肺部感染,我们可以术前教授并指导患者正确的咳痰方式和呼吸功能锻炼方法(呼吸训练器的使用)。对于合并基础呼吸系统疾病的患者需要先控制好患者的肺功能,不可强行进行腹腔热灌注化疗。因为长期卧床会导致肺部感染概率大大增加,所以鼓励患者尽早下床活动也是防止肺部感染的重要手段。

 22. 腹腔热灌注化疗会引起低血容量性休克吗,如何预防

　　腹腔热灌注化疗可能会引起低血容量性休克。腹腔热灌注化疗时,因腹水排出过多,腹压减低,补液不足,再加上体液重新分布,导致血管内有效循环血量减少,从而诱发低血压甚至低血容量性休克。不管在腹腔热灌注化疗的哪个阶段,一旦确定为低血容量休克,其治疗的首要措施是迅速地补充血容量以维持有效组织器官循环灌注。如补足血容量后血压仍低时,可酌情使用升压药物。为了防止低血容量性休克的发生,腹腔热灌注化疗前就应及早纠正水电解质的紊乱,尤其要重视白蛋白等胶体液的补充。治疗过程中需要密切观察患者的生命体征,根据患者治疗过程中心率、血压、尿量、出汗的情况调整补液速度。当出现血压明显下降时或低于正常血压下限时须加快补液、减慢腹腔积液的输出、维持适当的腹压,严重时停止腹腔热灌注化疗操作。治疗结束后常规心电监护了解心率、血压变化,注意尿量,必要时检测中心静脉压。通过不断地监测患者的各项生命体征变化以及尿量,才能及时掌握患者的外周血容量是否足够,避免发生低血容量性休克。

 ## 23. 腹腔热灌注化疗会引起低蛋白血症及双下肢水肿吗

患者出现低蛋白血症及双下肢水肿更多是由于原发肿瘤疾病导致的。晚期肿瘤合并腹水患者常常食欲缺乏及厌食,导致营养成分摄入不足,恶病质的发生,腹腔热灌注化疗术后患者因腹痛、腹胀或胃肠道反应如恶心呕吐,也会导致食欲减低,可加重营养不良。晚期肿瘤患者常有肝转移,致肝损害使肝脏蛋白合成能力降低,血浆蛋白质合成减少。腹腔热灌注化疗术后因灌注药物的肝肾毒性,导致肝功能损害,降低肝脏合成白蛋白的能力。晚期恶性肿瘤患者血中有大量蛋白渗出到腹水中,反复腹腔穿刺放液、腹腔热灌注化疗治疗时导致蛋白质短期大量丢失。长期发热、恶性肿瘤、腹腔热灌注化疗使蛋白质分解加速,超过其合成,也可导致低蛋白血症。

 ## 24. 腹腔热灌注化疗过程中如何预防和治疗低蛋白血症

预防低蛋白血症首先应治疗引起蛋白质摄入不足、丢失过多的原发肿瘤疾病。肿瘤若未能控制,额外能量消耗持续存在,即使加强营养支持治疗也只能暂时改善营养不良症状,治标未治本。在积极治疗原发肿瘤、恶性腹水的同时,积极给予肠内和肠外营养支持治疗也很重要。消化功能正常的患者建议进食富含优质蛋白质和高热量的食物,如牛奶、鱼、肉、蛋类等。有腹泻者食量应缓慢增加,以免导致消化不良。对水肿比较严重的病例,可暂时限制食盐摄入。对严重贫血者进行输血也可尽快改善贫血症状,有助于改善食欲和恢复体力状态。腹腔热灌注化疗术前或术后,须定期检测肝功能,特别是晚期肿瘤患者,必要时可静脉补充人血白蛋白。

 ## 25. 腹腔热灌注化疗为什么会出现水电解质紊乱,如何治疗

恶性腹水患者因腹胀导致长期食欲缺乏,进食少,在腹腔热灌注化疗

前就已合并有水电解质紊乱,最主要的表现为低钠血症、低钾血症和水肿。腹腔热灌注化疗过程中大量腹水被排出体外,腹水中的电解质丢失严重。灌注过程中使用葡萄糖、生理盐水、灭菌注射用水进行灌注时,经过腹膜进行交换后,体液重新分布,血液中电解质减少。补液不足或补液不及时,大量补液或未根据水电解质变化情况及时调整补液,水电解质紊乱就会加重。纠正水电解质紊乱主要以动态复查电解质,注意引流量、尿量等,量入为出、缺什么补什么的对症精确处理为主。如果肠道功能正常且可进食的患者,还可以通过口服补液盐的方式进行纠正。

 26. 糖尿病患者腹腔热灌注化疗后常出现哪些并发症

糖尿病患者腹腔热灌注化疗术后比其他患者更易发生并发症及危险性。除一般手术的并发症外,尚可以发生以下并发症:①急性感染:糖尿病患者机体处于负氮平衡状态。术后由于应激反应,又处于高代谢状态,负氮平衡加重,加之白细胞吞噬功能降低,淋巴细胞异常,影响免疫功能,使患者术后发生切口及手术创面感染的概率明显增加,甚至出现败血症、脓毒血症,危及生命。②胃肠功能失调、膀胱麻痹:糖尿病可引起全身性的神经病变,也可损伤自主神经系统,加之手术、麻醉的影响,术后胃肠、膀胱功能恢复相对缓慢,甚至功能失调,出现腹胀、腹泻、尿潴留、尿失禁等。③低血糖反应:术后给予胰岛素的量相对过多,而糖量较少,如不及时查血糖、尿糖,将可引起血糖过低,出现全身冷汗、头昏、眼花、全身乏力等症状,甚至昏迷。只要及时补充适量的糖,症状很快就会消失。④酮症酸中毒:胰岛素依赖型及重症糖尿病患者,术后较易发生酮症酸中毒。⑤高渗性昏迷:常发生于术前无明显糖尿病病史或轻微的患者。其主要表现为血糖极高,病情危急,如不及时抢救,短时内可危急患者生命。

 27. 腹腔热灌注化疗为什么会发生灌注管口渗液、感染,如何预防

由于腹腔热灌注化疗时灌注管数量的增加,导致了相应的灌注管口周围渗液、感染的风险也大大增加。在腹腔热灌注化疗的过程中,首先,腹腔内压力增大,会导致灌注管与腹壁产生间隙,灌注液就容易从腹腔通过间隙渗出;其次,灌注液含温度较高且药物浓度较高的化疗药物,容易刺激灌注管口周围皮肤及皮下组织,从而增加感染风险。在腹腔热灌注化疗的过程中需要密切关注灌注管周围皮肤的颜色及敷料是否干燥,若皮肤出现缺血表现,如颜色发黑等,则需立即停止后续治疗,尽早拔除灌注管。若灌注管口敷料被渗液浸湿,应及时更换敷料,缝合加固灌注管孔,适当减小腹腔内灌注液容量以降低腹压。一旦发生感染,则需要及时应用抗菌药物以及积极地换药,避免感染蔓延入腹腔造成更严重的并发症。

(龚远锋　谢旭　巴明臣)

第四章

胸腔热灌注治疗

第一节　胸　腔　积　液

 1. 什么是胸腔积液

胸膜是衬覆在胸壁内面和肺表面的浆膜,分为壁层和脏层两部,其中覆盖于肺表面一侧的称为脏层胸膜,覆盖肋骨、膈肌和纵隔表面一侧的称为壁层胸膜。脏层胸膜和壁层胸膜之间是连续的,闭合形成胸膜腔,也称胸腔。胸膜腔是人体胸部位于肺和胸壁之间的一个潜在腔隙,正常情况胸膜腔内存在少量起润滑作用的液体,有 10~30 毫升。胸腔内的液体主要是由壁层胸膜产生和吸收。一般情况下,成年人每天可产生 100~200 毫升的胸液,正常成人胸腔内的液体会不断地产生又很快被重吸收,胸腔内的液体生成和吸收处于动态平衡。任何原因导致胸腔内液体产生和吸收失衡时,就会产生胸腔积液,简称胸水,俗称为"肺积水"。胸腔积液一般是机体在病理状态下因各种全身性疾病或胸、肺部疾病造成胸膜腔内聚集过多的液体。形象一些讲,胸就像汽车轮胎一样,胸壁就像外胎,肺就像内胎,胸腔积液就像在内外胎之间灌水一样。

 2. 胸腔积液有哪些种类

各种全身性疾病或胸、肺部疾病均可导致胸腔积液。因此,胸腔积液病因复杂、病种繁多,对胸腔积液的分类方法也较多,可按积液性质分类、按发病机制分类以及按积液病因分类。临床上常按胸腔积液性质分为漏出液及渗出液。渗出性胸腔积液是指血管壁通透性增加导致液体从血管内渗出到血管外,多见于肿瘤、感染、结缔组织病、淋巴细胞异常性疾病、药物反应等。其中肿瘤性胸水病因包括原发性胸膜间皮瘤及胸膜继发性恶性肿瘤。感染性胸水病因包括结核性、细菌性、病毒性、真菌性、支原体性、寄生虫性等。结缔组织病包括系统性红斑狼疮、类风湿性关节炎、韦格内肉芽肿、急性风湿热等。淋巴细胞异常性疾病包括多发性骨髓瘤、霍奇金和非霍奇金淋巴瘤、Sézary 综合征、浆细胞性白血病等。漏出性胸腔积液是指非炎症原因导致血管内漏出到血管外的淡黄色浆液性液体，蛋白含量相对较低，多见于充血性心力衰竭、肾病综合征、缩窄性心包炎、肝硬化、透析、上腔静脉压迫综合征等。此外，还有特殊病因导致的特殊性质的胸腔积液，如胸导管病变所致乳糜性胸腔积液、外伤所致血液性胸腔积液、胸膜腔化脓所致脓性胸腔积液以及胆固醇性胸膜炎所致胆固醇性胸腔积液等。

 3. 恶性胸腔积液常见于哪些疾病

　　几乎所有的恶性肿瘤均可出现恶性胸腔积液。我国关于恶性胸腔积液的资料显示，恶性胸腔积液在所有胸腔积液中占近 30%。其中恶性肿瘤胸膜转移导致的恶性胸腔积液占绝大多数，其中肺癌是最常见的病因，约占 30%，部分研究统计显示其高达 50% 以上；乳腺癌次之，约占 25%；淋巴瘤也是恶性胸腔积液较常见原因，约占 20%。近年来卵巢肿瘤和胃肠道肿瘤特别是食管及胃恶性肿瘤引起恶性胸腔积液越来越多。原发性恶性胸腔积液为胸膜间皮瘤所致，此病较罕见。另外还有 5%～10% 的恶性胸腔积液无法找到原发肿瘤病灶部位。

 4. 恶性胸腔积液是怎样产生的

　　任何原因导致胸腔内液体产生和吸收失衡时，都可能会引起胸腔积液。一般认为恶性胸腔积液产生机制如下：①胸膜肿瘤病灶直接侵犯胸膜的毛细血管壁，毛细血管壁被肿瘤细胞破坏，导致毛细血管液体外渗增多；②肿瘤的坏死物质使胸膜产生炎性反应，毛细血管的通透性增加，渗出增多；③肿瘤细胞或组织引起胸膜淋巴管阻塞，淋巴液回流受阻，胸膜毛细血管的静水压升高，导致胸腔内液体的吸收减少；④肿瘤侵犯或压迫上腔静脉、奇静脉、心包，引起静脉回流受阻，导致胸腔内液体的吸收减少；⑤肿瘤消耗所致低白蛋白血症及胸水蛋白增多导致血液及胸水之间胶体渗透压差缩小，使胸液渗出增多，重吸收减少。但还有一些恶性胸腔积液无法找到明确的产生机制。

5. 恶性胸腔积液都有哪些临床表现

大部分恶性胸腔积液患者均有临床症状,但约 25%的患者也可无明显临床症状,仅通过体检、X 线胸片、胸部 CT 等检查偶然发现。患者常见临床表现为活动后气促、呼吸困难、咳嗽和胸痛等。约 50%以上的患者可出现气促,进行性加重的呼吸困难是最常见的症状。起初表现为体力劳动、爬楼梯后气喘,后逐渐出现平地行走后也气喘及呼吸困难。呼吸困难严重程度与胸水量、形成速度和本身的肺功能有关。咳嗽多为刺激性干咳,主要由胸腔积液刺激压迫支气管壁所致。胸痛不常见,出现胸痛通常表明恶性肿瘤可能累及壁层胸膜、肋骨及其他肋间组织结构。胸膜炎症和大量胸腔积液引起壁层胸膜牵拉时也可引起胸痛,多呈持续性胸痛,膈面胸膜受侵时疼痛可向患侧肩胛放射。恶性胸膜间皮瘤患者常出现胸痛,多局限在病变部位,一般表现为钝痛。本病罕见,常伴有石棉接触史。恶性胸腔积液患者出现咯血,高度提示为支气管源性肿瘤。若胸腔积液量大,大量营养物质随胸水丢失,常出现体重减轻、消瘦乏力、贫血、食欲减退等全身症状,晚期可出现恶病质。

 6. 常见的胸腔积液的影像学检查有哪些

常用的胸腔积液的影像学检查主要有 X 线胸片、CT、超声、磁共振、PET-CT 等。多数出现活动后气促的患者 X 线检查可发现中到大量积液、肺压缩、纵隔移位等表现,胸部原发肿瘤可发现原发灶证据。CT 扫描可以诊断少、中量的恶性胸腔积液,在对患者胸部病灶如肺原发灶、纵隔淋巴结转移灶及胸膜或远处转移的情况观察中具有巨大优势。超声检查有助于明确胸膜受累情况,在指导少量积液患者的胸穿、减少胸穿并发症方面有独特优势,但其无法观察肺部病灶,无法提供病因推断信息。磁共振在恶性胸腔积液的诊断治疗中作用有限,但在评价胸壁受累程度方面可提供一定帮助。PET-CT 全身扫描在发现胸膜病灶及查找恶性胸腔积液原发灶中具有独特作用,但其价格较昂贵。

 7. 如何区分小量、中量、大量胸腔积液

临床上,胸腔积液少于 500 毫升,称为少量胸腔积液;500~1 000 毫升之间,称为中量胸腔积液;大于 1 000 毫升以上,称为大量胸腔积液。临床上常用胸部 X 线片、CT、超声检查来诊断或定量胸腔积液,因检查体位及成像原理不同,不同检查有不同的分度标准,常见判断方法见表4-1。

表 4-1　胸腔积液分度标准

分度	积液量	胸部 X 线片	CT	超声
少量	<500ml	积液水平低于膈顶;低于第 5 前肋,第 9 胸椎	积液深度 3cm 以下	积液水平低于第 7 后肋
中量	500~1 000ml	积液水平介于膈顶与肺门之间;介于第 5、第 2 前肋之间,第 9、第 5 胸椎之间	积液深度 3~5cm	积液水平介于第 4、第 7 后肋之间
大量	>1 000ml	积液水平高于肺门;高于第 2 前肋,第 5 胸椎	积液深度 5cm 以上	积液水平高于第 4 后肋

8. 恶性胸腔积液怎么确诊,各常用病理获取方法如何选择

　　胸腔积液中找到恶性细胞或在胸膜活检组织中发现恶性肿瘤的病理改变可以确诊恶性胸腔积液。恶性胸腔积液主要的病理获取方法有诊断性胸腔穿刺术、经皮穿刺胸膜活检术、闭式胸膜活检术、内科胸腔镜检查术、外科活检术等。获取病理诊断的方法需根据患者临床特点决定,一般遵循尽量选择创伤小、诊断率高、获取组织较多的原则。诊断性胸腔穿刺抽液及置管引流术是获取恶性胸腔积液病理诊断的最简单有效方法,其可获得胸腔积液直接病理证据,如胸水量足够,可进行沉渣病理检查。经皮穿刺胸膜活检术用于影像学发现确切胸膜病灶的患者,利用 CT 或超声引导可提高活检阳性率及安全性。内科胸腔镜检查可对肋胸膜、膈胸膜、纵隔胸膜及脏层胸膜的病灶进行活检,可用于不明原因渗出性胸腔积液的鉴别诊断,其对恶性胸膜病变的诊断率可高达 90% 以上。外科胸腔镜胸膜活检、开胸胸膜活检外科技术可在直视下进行活检,取材可靠,检出阳性率高,是目前临床上不明病因的胸腔积液最有效的诊断方法,但其创伤较大,一般不作为首选。尽管可选的获取病理的检查方法众多,仍有 5%~10% 的胸腔积液无法明确病因诊断。

9. 恶性胸腔积液有哪些危害、预后如何

恶性胸腔积液不仅使患者生存时间的显著减少,还降低患者生存质量。恶性胸腔积液会让患者产生活动后气促、呼吸困难、咳嗽、胸痛等不适。若胸水量大,患者肺被压缩,会出现明显的缺氧情况,并在体内产生一系列危害,如乳酸堆积、乏力、困倦等表现。同时,心脏感受到缺氧信号后,代偿性加速跳动,导致心脏工作负荷大,严重可能诱发心脏衰竭。长期反复形成胸水,患者大量营养物质从胸水中丢失,可出现严重营养不良,常表现为体重减轻、消瘦乏力、食欲减退等全身症状,晚期身体极度被消耗后形成恶病质,最终危及患者生命。恶性胸腔积液愈合极差,有报道显示,胸膜转移的恶性胸腔积液患者仅有半数能存活 3~4 个月以上,而合并恶性胸腔积液的间皮瘤患者仅有半数能存活 9~12 个月以上。在合并恶性胸腔积液的肺癌患者中,则其预后将极差,仅有半数能存活 2.2~4 个月以上。

 10. 恶性胸腔积液都有哪些全身治疗方法

对原发肿瘤已明确但无临床症状的恶性胸腔积液患者,针对积液本身可以不作任何处理。对于有症状的恶性胸腔积液患者,局部治疗同时需联合针对原发肿瘤的全身治疗如化疗、靶向治疗、免疫治疗、内分泌治疗等。其中肺癌 EGFR-TKI 靶向治疗对预防恶性胸腔积液复发效果较好。科学家发现在有 EGFR 基因突变的肺腺癌患者中,单独使用靶向治疗作为一线治疗预防恶性胸腔积液复发的治疗效果可能等同于使用滑石粉的胸膜固定术。此外,对于预防恶性胸腔积液复发,在未经选择的肺腺癌患者人群中,靶向治疗可能优于化疗联合滑石粉胸膜固定。目前证据显示,对 EGFR 敏感突变的患者,首选靶向治疗。

 11. 恶性胸腔积液都有哪些局部治疗方法

胸膜是一种天然屏障,导致全身治疗对恶性胸腔积液的疗效欠佳,因此目前的治疗方法多以局部治疗为主。恶性胸腔积液的局部治疗方法主要包括:①胸腔穿刺引流术及胸腔穿刺置管引流术;②胸腔内化疗,可用于胸腔内灌注的化疗药物有铂类、博来霉素、氨甲蝶呤等;③胸腔内生物免疫治疗,常用白介素-2、肿瘤坏死因子、肿瘤浸润性淋巴细胞、沙培林、高聚金葡菌素;④胸腔内血管靶向治疗,可用于胸腔内灌注的血管靶向药物有安维汀、恩度、沙利度胺等;⑤胸腔内外中医药治疗,主要有鸦胆子油注射液、抗癌消水软膏、康莱特注射液、艾迪注射液等；⑥胸膜固定术，常用滑石粉、硝酸银、自体血等；⑦胸腔镜下胸膜固定术；⑧胸膜切除术；⑨胸部放射治疗；⑩胸腔热灌注治疗。其中胸腔热灌注治疗对于预防和治疗胸腔种植转移尤其是并发的恶性胸腔积液疗效显著，对缓解晚期癌症患者恶性胸腔积液所致呼吸困难、心悸不适等症状，改善患者生活质量有重要意义。

（薛兴阳　罗志明　丁丹丹）

第二节　胸腔热灌注治疗的适应证及禁忌证

 ## 1. 什么是胸腔热灌注治疗

胸腔热灌注治疗是将大容量灌注液或是含有化疗药物的灌注液加热到一定温度，灌注入患者胸膜腔内，维持一定的时间。通过热疗与化疗的协同增敏作用和大容量灌注液的机械冲刷作用有效地杀灭和清除胸腔内残留癌细胞及微小病灶，对预防和治疗胸腔肿瘤转移尤其是恶性胸腔积液疗效显著。高精度持续循环胸腔热灌注是目前胸腔热灌注技术中较先进的方法，我国此类技术达到国际先进水平。高精度持续循环胸腔热灌注治疗设备采用内外双循环系统，均为密闭系统，通过高精度温度传感器测量进出胸腔时灌注液的温度，由电脑调控加热器对内循环管路的损失热量进行补偿，从而达到高精度的持续热灌注（图4-1）。

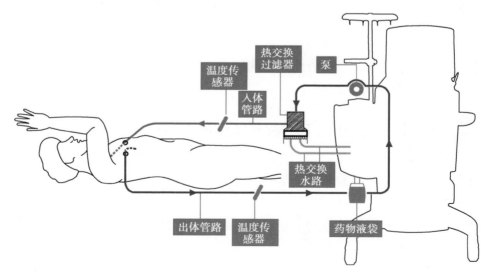

图 4-1　胸腔热灌注治疗管道系统连接示意图

2. 胸腔热灌注治疗是通过什么机制治疗恶性胸腔积液的

正常组织细胞能耐受48℃高温,而肿瘤组织细胞在43℃持续1小时即出现不可逆热损伤。胸腔热灌注治疗抗癌机制主要有以下几点:①通过高热直接杀伤肿瘤细胞及诱导其凋亡;②调动身体各种免疫活性分子及细胞,增强机体免疫功能和杀肿瘤效应;③可使纤维素在胸膜面沉积,此外,灌注液在胸腔的物理冲刷作用,共同促进胸膜纤维化,进而促使脏壁层胸膜粘连和胸膜腔闭锁,胸水无法形成;④还可以改善胸膜血液循环,促进胸膜小静脉及淋巴管内堵塞的组织细胞碎片及癌栓的清除,有利于胸腔积液吸收。

 3. 胸腔热灌注治疗主要用于治疗哪些疾病

通常情况下,胸腔热灌注治疗可用于胸膜原发性肿瘤及胸膜转移性肿瘤的局部治疗,其目的主要为控制局部肿瘤生长及胸腔积液。具体来讲,胸腔热灌注治疗的适应证主要包括:①恶性胸膜间皮瘤;②肺癌、乳腺癌、食管癌等几乎所有肿瘤胸膜转移所致的恶性胸腔积液;③肺癌切除术后胸膜种植转移的预防和治疗;④胸膜弥漫性转移性癌结节;⑤伴有胸膜播散的胸腺肿瘤的术后辅助治疗;⑥某些良性疾病所致的胸腔积液尝试性治疗,如难治性感染性胸腔积液等。

 4. 做胸腔热灌注治疗需要怎么样的身体条件

胸腔热灌注治疗需要考虑患者的一般状态、生理功能、病程阶段、年龄等。虽然胸腔热灌注治疗对机体的生理影响较小,但在应用过程中仍需考虑患者的耐受性。大量临床实践证明,胸腔热灌注治疗并未对患者的血压、呼吸、心率造成明显影响。理论上除了严重的心肺功能低下者之外均可行胸腔热灌注治疗,但具体病例具体分析,临床中患者胸腔热灌注治疗的利弊关系需要临床医生依据患者自身实际情况综合加以判断。生命体征不稳定、严重心、肺、肝、肾功能障碍或衰竭者,不宜进行胸腔热灌注治疗。从技术角度来讲,胸腔热灌注治疗需进行有创胸腔置管,需考虑出血、感染等并发症风险。因此,胸膜腔广泛粘连、严重的出凝血功能障碍、白细胞严重减少等不宜进行胸腔热灌注治疗。当肺、食管、胸腺等胸腔内手术后行辅助性胸腔热灌注治疗时,需评估术后胸腔活动性出血风险。术后可疑活动性出血者,不宜进行胸腔热灌注治疗。另外,恶性肿瘤终末期,或呈现终末期恶病质,预计生存时间不足 1 个月者,不宜进行热灌注治疗。虽然胸腔热灌注治疗的临床实践中也有不少年龄大于 75 岁甚至达 80 岁的人群安全耐受的案例,但仍建议年龄≥75 岁患者慎行胸腔热灌注治疗。

(薛兴阳　丁丹丹　巴明臣)

第三节　胸腔热灌注治疗的方法

 1. 胸腔热灌注治疗的基本流程是怎样的

　　胸腔热灌注治疗基本流程包括:①完善检查,明确有胸腔热灌注治疗适应证,排除禁忌证;②签署胸腔热灌注治疗及相关治疗同意书,医生会将相关治疗风险、事项等内容告知患者及家属,并解答疑问;③麻醉,若需要胸腔镜下获取恶性胸腔积液相关证据时需进行气管插管全身麻醉,已放置灌注管的患者再次行胸腔热灌注治疗时只需要给予患者镇静剂,使患者处于镇静状态,少部分患者需要静推丙泊酚行静脉麻醉;④置管,一般需要放置上、下 2 条灌注管,一般上管较细,下管较粗,可采用胸腔镜辅助、内科胸腔镜引导下、或开胸状态下等方法放置灌注管;⑤灌注技术参数设置,灌注液治疗温度为 45~48℃,治疗时间为 60~90 分钟,循环流速 400~600 毫升/分钟,选择灌注液及灌注化疗药物并加入到机器;⑥疗程与时间,临床上一般进行 1~3 次,两次治疗间隔 24 小时,根治术或细胞减灭术后要尽早开始。

 2. 胸腔热灌注治疗世界范围内常用的方法有哪些

　　胸腔热灌注治疗方法主要包括灌注液加热后直接灌注治疗法、恒温水浴箱热交换循环灌注治疗法及高精度持续循环热灌注治疗法。目前世界范围内常用的胸腔热灌注治疗方法包括:①灌注液加热后直接灌注治疗法:这种方法主要用于开胸手术的病例。实际操作中,先将恶性胸腔积液引流体外,随即将预热的灌注液灌入患者胸腔,保留一定时间后放出或让其自然吸收。②恒温水浴箱热交换循环灌注法:该方法较直接灌注法有所改进,其原理是采用恒温水箱持续加热灌注液到一定温度,用动力泵将灌注液灌入患者胸腔后,又将灌注液引流出体外并通过外向管路进行热量交换。③高精度持续循环热灌注治疗法:该方法较恒温水浴箱热交换循环灌注法又有改进,这类机器主要采用内外双循环管路,内外管路均为密闭的循环系统,经过高精度温度传感器测定进出胸腔灌注液的温度,由电脑调节加热器补充内循环管路的损失热量。广州医科大学附属肿瘤医院自主研发的热灌注设备使得治疗时达到精准控温和控制流速的目的,测温精度达±0.1℃,控温精度±0.1℃,灌注流速控制精确到5%。该系统性能稳定、安全可靠、操作便利,对工作环境无特殊要求,受到国内多家单位越来越广泛的应用。

 ### 3. 胸腔热灌注治疗常选择的温度和时间有哪些

目前,暂无统一的胸腔热灌注治疗温度设置标准。临床对于胸腔热灌注治疗的温度设定上,有选择43℃,也有选择45℃,最高选择48℃。温度到达43℃或以上会导致不同程度脏器粘连及热损伤,由于胸膜腔没有脏器及胸膜粘连对控制胸水有明显帮助,胸腔热灌注治疗可以选择比腹腔热灌注治疗更高的温度。胸腔热灌注治疗一般选用的温度是45~48℃。有研究发现48℃下不加化疗药单纯热灌注治疗的效果同45℃加用化疗药物疗效和不良反应相当,且前者完全缓解率更高。胸腔热灌注治疗持续灌注时间常选用60~90分钟。

 ### 4. 胸腔热灌注治疗常选择的液体及药物有哪些

根据原发病的种类制订胸腔热灌注治疗方案。生理盐水、林格氏液、葡萄糖、蒸馏水均可作为灌注液体。灌注液体的选择主要取决于液体的脱水效果、肿瘤类型和灌注的药物。理论上,灌注液的脱水效果越好,治疗效果也越好。广州医科大学附属肿瘤医院多年来采用48℃蒸馏水行胸腔热灌注治疗。行胸腔热灌注化疗时,需注意灌注液与化疗药物的合理搭配。常用于胸腔内灌注的化疗药物有铂类、博来霉素、氨甲蝶吟等。铂类化疗药具有广谱、高效、抗癌作用强、活性高等优点,其胸腔灌注治疗有效率可达60%以上,其中顺铂、卡铂最常用。博来霉素治疗恶性胸腔积液有局部反应轻、有效时间长、无骨髓抑制等优点。对于耐受性好的患者,使用博来霉素治疗的同时还能联合使用全身化疗。其他可考虑选择的胸腔内化疗药物主要有环磷酰胺、盐酸氮芥、5-氟尿嘧啶、丝裂霉素、阿霉素、羟喜树碱、吉西他滨等。

 ### 5. 胸腔热灌注治疗有哪些模式选择

根据患者病情需要选择不同的胸腔热灌注治疗模式。常用的胸腔热灌注治疗模式主要有以下三种:①预防模式:肿瘤根治术+胸腔热灌注治疗,部分胸腔内肿瘤可以根治性手术切除,但因为瘤体较大、可疑外侵、术中瘤体可疑破碎,或者可疑阳性淋巴结较多,属于胸腔播散高风险患者,术后可以进行胸腔热灌注治疗积预防胸腔转移或者局部复发,提高患者的治愈率和无瘤生存期。②治疗模式:肿瘤细胞减灭术+胸腔热灌注治疗,部分胸腔内肿瘤无法根治性切除,给予减瘤手术,术后残余瘤体较小,行胸腔热灌注治疗,必要时联合放化疗,可以提高局部晚期患者的生存期和生活质量,甚至有可能达到临床治愈。减瘤手术应在保证手术安全的前提下,尽可能清除胸腔内肉眼可见的肿瘤病灶,最大限度地降低肿瘤负荷。③转化模式:转化+胸腔热灌注治疗,部分胸腔内肿瘤首诊时已经合并大量胸水或者胸腔广泛转移,患者胸闷、气喘、腹胀等症状严重,一般情况较差,放化疗无法耐受。可先行胸腔热灌注治疗恶性胸水,清除或缩小病灶,抑制恶性胸水的生成,待患者胸水减少或消失、病情明显好转,再进行放疗、化疗、免疫治疗等其他治疗手段,以改善患者生存质量、提高长期生存率。

6. 胸腔热灌注治疗的麻醉方法有哪些

　　根据不同的情况,胸腔热灌注治疗的麻醉方法有不同的选择。胸腔热灌注治疗恶性胸腔积液在需要胸腔镜下胸膜活检时一般需进行全身麻醉,应用双腔气管插管行单肺通气,此法通过机械通气控制呼吸,可有效避免低氧血症,安全性高。在已放置灌注管的患者行胸腔热灌注治疗时麻醉师会给予患者镇静剂,使患者处于镇静状态,并在治疗过程中根据患者的反应适时调整镇静剂的剂量。少数较敏感的患者不适感较强时,可选择静脉麻醉使患者入睡。广州医科大学附属肿瘤医院也曾有用局部麻醉 B 超引导下置管胸腔热灌注治疗的成功例子。

7. 胸腔热灌注治疗管道拔除后胸壁引流孔需要缝合吗

　　胸腔热灌注治疗疗程结束后一般先拔除胸腔上灌注管,留胸腔下灌注管作为普通胸腔引流管使用,视术后恢复情况决定拔除时机。上胸腔灌注管较小,拔除时一般无需额外缝合,仅需要使用凡士林纱折叠封堵灌注管口,适当揉搓,促进肌肉收缩后加压包扎即可。下灌注管在引流量少,胸腔内情况稳定时拔除,与上灌注管相同方法处理,一般也无须额外缝合。少数体形消瘦,肌肉不发达的患者可在保证胸膜腔闭合的情况下局部麻醉下加缝2针左右,保证灌注管拔除后术口闭合,避免胸腔积液外渗及产生气胸。

 8. 患者胸腔两侧均有胸水是否可以同时进行胸腔热灌注治疗

一般不建议两侧同时进行胸腔热灌注治疗。由于胸腔解剖结构的特殊性(包含肺和心脏),若双侧同时进行热灌注治疗,有可能会对肺和心脏造成挤压或刺激过大,影响心脏循环系统及呼吸系统正常功能,故建议单次热灌注治疗仅做一侧胸腔,不建议两侧同时进行。若一侧胸腔热灌注治疗后对侧存在难以控制的恶性胸腔积液,同时患者呼吸功能良好,可在专科医师综合评估后考虑行另一侧胸腔热灌注治疗。

 9. 胸腔热灌注治疗可联合使用的治疗方法有哪些

胸腔热灌注治疗联合其他抗肿瘤治疗对控制恶性胸腔积液更加有效。对于有症状的恶性胸腔积液患者,局部治疗同时联合全身治疗可延长患者生存时间和提高生活质量。可联合的全身治疗方法包括化疗、靶向治疗、免疫治疗、内分泌治疗、中医药治疗等。可联合的局部治疗方法包括放疗、介入治疗等手段。其中肺癌靶向治疗对预防恶性胸腔积液复发效果较好。有研究发现在适宜靶向治疗的肺腺癌患者中,单独使用靶向治疗作为一线治疗控制恶性胸腔积液的治疗效果可能等同于使用滑石粉的胸膜固定术。对于预防恶性胸腔积液复发,靶向治疗也可能优于化疗联合滑石粉胸膜固定。

（薛兴阳　罗志明　黄狄文）

第四节　胸腔热灌注治疗的疗效及安全性

 1. 胸腔热灌注治疗恶性胸腔积液的效果如何

胸腔热灌注治疗恶性胸腔积液的效果甚好。胸腔热灌注治疗能有效控制恶性胸腔积液,其不仅能通过形成胸膜粘连使胸膜腔闭锁控制胸水,而且可以直接杀灭胸膜及胸膜腔肿瘤病灶从而减少胸水生成。联合胸腔内化疗药物注入,可显著提高胸膜腔化疗药物浓度,且化疗的全身不良反应显著降低。胸腔热灌注治疗控制胸水后的患者常见表现为气促等症状缓解,一般状况、精神状态好转,食欲改善,体重增加,贫血症状改善,充分证明胸腔热灌注治疗治疗恶性胸水疗效显著,能明显改善患者生活质量。有研究结果证实联合胸腔热灌注治疗可显著延长患者中位生存时间,且在控制胸腔积液、1年总生存率、无瘤生存率、生活状态评分等方面均有优势。随着胸腔热灌注治疗被越来越多的医疗机构认可和推广,胸腔热灌注治疗正向成为恶性胸腔积液的标准治疗方案迈进。

 ## 2. 影响胸腔热灌注治疗效果的因素有哪些

胸腔热灌注治疗要点主要包括规范化置管、合理设置治疗参数、严格无菌、严密监测四方面。同时,严格把握适应证及禁忌证、做好围手术期管理也是保证胸腔热灌注治疗效果的重要内容。已有研究表明影响灌注效果的因素甚多,包括肿瘤大小、肺复张程度、切口选择、灌注持续温度、胸腔灌注平面的控制、灌注管口径大小、流量控制、灌注技巧、引流管留置方法等。

 ## 3. 胸腔热灌注治疗安全吗

胸腔热灌注治疗是安全的。精确控温是保障热灌注治疗安全性的前提,温度过低达不到治疗效果,过高有可能造成正常器官的烫伤,目前精准体腔热灌注治疗系统采用独有的水浴加热内外双循环热交换技术,实现精确控温,测温和控温精度可以达到≤±0.1℃,实现了治疗过程中温度安全恒定平稳。灌注中有可能出现疼痛、出汗等不良反应,症状一般比较轻微,按照操作要求做好治疗前的镇痛镇静、术前术后护理和对症处理基本可以缓解,且治疗后症状即消失,大部分患者都可耐受。据报道,精准体腔热灌注治疗系统全国累计已使用超过26万例次,未出现过明确跟热灌注相关的严重不良反应的报道。

 ## 4. 胸腔热灌注治疗有什么局限性

任何治疗方法均有自身的局限性,胸腔热灌注治疗也不例外。胸腔热灌注治疗多数需要全身麻醉,可能带来麻醉后相关副反应,如短期内腹胀、头晕等不适,但多数在数天内自行缓解,少数患者反应较大时对症处理以后一般能快速缓解。胸腔热灌注治疗引起的胸膜粘连可能会导致患者较长时间的轻度呼吸疼痛、呼吸不畅感,多数患者在一段时间后可自行缓解。另外,胸腔热灌注治疗并不能保证完全控制恶性胸水,部分患者可能出现胸水复发的情况,后期可通过行胸膜固定术等控制。胸腔热灌注治疗患者有时会出现水钠等内环境失衡,患者术中术后应注意在医护人员指导下补充电解质等以维持内环境稳定。

 5. 胸腔热灌注治疗常见不良反应有哪些

胸腔热灌注治疗患者基本耐受良好,不良反应受手术、药物、患者自身情况及灌注治疗等综合因素的影响。胸腔热灌注期间患者有可能会出现多汗、体温升高、心率增快、胸部紧缩感,个别患者会有不同程度胸闷,一般症状轻微,不需特殊处理,灌注结束后 1 小时内体温和心率大多数都能降至基础水平。如果出现呼吸抑制或血氧饱和度降低等异常,医生应调整麻醉药物和灌注液用量,必要时停止治疗。偶有患者灌注后出现胸痛,对症处理后 2~3 天基本都能缓解。有研究报道,曾有个别患者出现过复张性肺水肿、心包积液,多与高龄、全身麻醉、肺萎陷时间较长、低蛋白血症、肺复张速度过快等因素有关。极少出现骨髓抑制、恶心、呕吐等不良反应。

 6. 胸腔热灌注治疗结束后为什么部分患者会感觉胸痛

胸腔热灌注治疗结束后大部分患者胸痛较轻、可以耐受。少数患者灌注结束后会感觉明显胸痛,多是由于放出胸腔内的液体后肺开始复张,随着呼吸运动脏壁两层胸膜产生摩擦,加上 48℃高温、低渗灌注液会引起胸膜正常生理功能改变,产生疼痛感。部分化疗药的刺激作用也有可能产生胸痛感。在胸腔热灌注治疗后胸膜粘连形成时,也可能会出现胸痛,常表现为随呼吸改变的牵拉样疼痛,多数在一段适应期后逐渐消失。

 7. 胸腔热灌注治疗术后会引起胸膜粘连吗

胸腔热灌注治疗术后会引起胸膜粘连,胸膜粘连促使胸膜腔闭锁是控制胸水的重要原理之一。胸腔热灌注治疗温度常为 45~48℃ ,此温度对脏层及壁层胸膜会产生浅 I 度烫伤,从而促使胸膜腔闭锁,增强控制胸水的效果。此外,胸腔热灌注过程可通过引起胸内抗纤溶和促进纤维素凝聚,增加纤维素在胸膜面沉积,加之灌注液在胸腔的物理冲刷作用,共同促进胸膜纤维化,进而促使脏壁层胸膜粘连和胸膜腔闭锁。热灌注时同时加入化疗药物,热能对胸膜的物理损伤与化疗对胸膜的化学损伤具有协同作用,可加速胸膜纤维化,促进胸膜粘连,有利于胸膜腔的闭锁。

（薛兴阳　罗志明　黄狄文）

第五章

膀胱热灌注化疗

第一节 膀胱癌的概述

 1. 早期出现了哪些症状需要警惕膀胱癌

膀胱癌的早期症状不是非常典型的,主要就是间歇性无痛性肉眼血尿,就是小便时可发现尿液里有淡淡的一层红色,而身体又没有什么症状,这种情况就需要注意。其次是膀胱刺激症状(尿频、尿急、尿痛)、盆腔疼痛和输尿管梗阻所致的排尿困难。血尿尤其是患者需要重视的症状,所以一般患者出现无痛性肉眼血尿这种症状都应该警惕膀胱癌,尤其是长期吸烟及长期工作接触化学物质的老年男性出现该症状,尤应进一步检查,检查一般建议做 B 超、CT 或膀胱镜检查,排查膀胱腔内有无肿瘤。

 2. 膀胱癌的致病因素有哪些

膀胱癌的发生是多因素、多步骤的病理变化过程,既有内在遗传因素,又有外在的环境因素。当前的一些致病因素还在研究中,至今较为明显的两大致病因素是吸烟和长期接触工业化学产品。吸烟是目前最为肯定的膀胱癌致病危险因素,30%~50%的膀胱癌由吸烟引起。另一重要的致病危险因素为长期接触致癌化学物品。职业因素是最早获知的膀胱癌致病危险因素,约 20%与职业危险因素有关,即从事长期接触工艺化学产品的职业。其他可能的致病因素还包括慢性感染(细菌、血吸虫及人乳头瘤病毒感染)、滥用药物、长期饮用含氯和砷较高的水、染发等。另外膀胱癌还可能和遗传有关,有家族史者发生膀胱癌的危险性明显增加。

3. 如何预防膀胱癌的发生

日常生活中应该保持较高的警惕意识,从根源上杜绝膀胱癌的发病:①应戒烟戒酒:吸烟是导致膀胱癌的第一大危险因素,随着吸烟量和吸烟时间的增加,膀胱癌发病率也随之增加。同样,过量酗酒也会损伤脏器,降低人体免疫力。②做好职业防护:当前另一重要的致病危险因素为长期接触致癌化学物品,如果无法避免,就应该养成良好的职业习惯,在接触化学物质时要穿戴防护类衣物或佩戴手套、口罩,避免与化学致癌物质直接接触。③良好的饮食习惯:不当的饮食习惯也是诱发癌症发作的主要原因之一,饮食上应该注意避免油腻、高盐、辛辣燥热的刺激性食品,减少煎烤炸类的食物摄入,饮食应多以绿色蔬菜、新鲜水果、五谷杂粮和豆制品为主。④适量增加饮水:增加饮水是防止泌尿系统患病最简单高效的方式之一。饮水量的多少直接影响了膀胱内尿液浓度,同时排尿次数增加也有利于体内有害物质的排出。⑤定期复查:膀胱癌属于男性高发恶性肿瘤,建议膀胱癌高危人群每 6~12 个月定期体检,做到早发现早治疗。

 ### 4. 膀胱癌的诊断标准是怎样的

膀胱癌目前的诊断主要依靠患者的症状、体征、超声检查先发现可疑膀胱癌患者,再结合尿脱落细胞学、标志物,膀胱镜检查+病理活检,诊断性经尿道电切术及病理检查即可明确诊断:①症状体征:膀胱癌主要症状是间歇性全程无痛血尿,其次是膀胱刺激症状(尿频、尿急、尿痛)和盆腔疼痛,其他还有输尿管梗阻所致的腰肋部疼痛、下肢水肿、盆腔包块、尿潴留,及体重减轻、腹痛等,一般无明显体征;②细胞学检查:尿液中检测出癌细胞,是肾盂癌、输尿管癌和膀胱癌的定性诊断之一,尿中发现可疑癌细胞患者,需多次检查核实,避免假阳性结果;③超声检查:诊断膀胱癌最常用、最基本的检查项目;④膀胱镜检查+病理活检:膀胱镜检查和活检是诊断膀胱癌最可靠的方法;⑤诊断性经尿道电切术及病理检查:如果影像学检查发现膀胱内有肿瘤样病变,可以省略膀胱镜检查,直接行诊断性经尿道电切术,这样既可以达到切除肿瘤的目的,也可以明确肿瘤的组织病理诊断和分级、分期诊断,为进一步诊疗和判断预后提供依据。

 ### 5. 诊断膀胱癌必须要做膀胱造影吗

膀胱造影是一种影像学检查,通过往膀胱里面灌注造影剂,然后观察膀胱充盈的情况,一旦出现充盈缺损,那么就考虑患者为膀胱癌。但是目前根据临床经验,不建议可疑膀胱癌的患者或者没有明确诊断者做膀胱造影检查,因为目前临床有更多更好的方法来诊断膀胱癌,如膀胱镜、CT、MRI、B超、尿脱落细胞学检查等,这些检查的效率及准确性比膀胱造影更高,而且很多都是无创的,同时辐射剂量也比膀胱造影低,所以目前临床工作中我们并不推荐患者必须行膀胱造影的检查。

 6. 膀胱癌可以分为哪些病理类型

膀胱癌好发于膀胱侧壁及后壁,其次是三角区和顶部。组织学分型包括上皮性肿瘤和非上皮性肿瘤,上皮性肿瘤占95%以上,且大多数为尿路上皮癌,其次是鳞状细胞癌、腺细胞癌。尿路上皮癌又包括非肌层浸润性的尿路上皮癌和肌层浸润性的尿路上皮癌。其他的病理分型如:膀胱鳞状细胞癌比较少见,占膀胱癌的3%~7%,膀胱的鳞癌通常是跟膀胱的结石或泌尿系统结石一起伴生的,就是结石长期地摩擦膀胱的黏膜,最后让膀胱的黏膜鳞状上皮化进一步恶变引起。膀胱腺癌更为少见,占膀胱癌的比例<2%,膀胱腺癌是膀胱外翻最常见的癌,另外长时间的腺性膀胱炎也可能会引起膀胱腺癌。膀胱癌的分级与膀胱癌的复发和侵袭行为密切相关,膀胱癌组织学分级法根据癌细胞分化程度分为高分化、中分化和低分化3级,反映肿瘤的危险倾向,高分化的恶性程度低,低分化的恶性程度高。

 7. 膀胱癌会转移到哪些部位

膀胱癌主要转移途径有:直接侵犯、经淋巴道转移及血行转移。直接侵犯这种转移方式常出现于前列腺或后尿道,会出现相应的排尿困难等症状。当肿瘤位于一侧输尿管口,引起输尿管口浸润,可造成一侧输尿管扩张、肾积水。淋巴道转移是目前报道最常见的一种转移途径,膀胱癌经淋巴管可转移到髂内、髂外、闭孔淋巴结群,或髂总淋巴结。另外一种转移方式是经血行转移,这种转移方式常见于膀胱癌的晚期病例,远处转移的部位最多见于肝脏,其次为肺及骨骼。而其他一些部位,如:皮肤、肾上腺、肾、胰腺、心脏、睾丸、涎腺、卵巢、肌肉及胃肠的转移也有报道,但占少数。患者出现广泛转移时,可以出现相应的症状,如咳嗽、气促、骨痛疼痛感频繁等等,并且比较严重。

 8. 什么是膀胱癌的经尿道微创手术

膀胱癌的经尿道微创手术又称为经尿道膀胱肿瘤切除术,是一种利用尿道这一自然腔道对泌尿系统疾病做出诊断及治疗的手术方式。既是非肌层浸润性膀胱癌的重要诊断方法,同时也是主要的治疗手段。该手术主要有两个目的,一个是切除肉眼可见的全部肿瘤,另外一个是切除组织进行组织病理诊断和分级分期诊断。经尿道膀胱肿瘤切除术是目前国内外治疗非肌层浸润性膀胱癌最常用的方法,具有无切口、出血量少、可重复操作、手术用时短、并发症少、恢复快等优势。对于非肌层浸润性膀胱癌患者,膀胱热灌注化疗是经尿道微创手术后常用的术后辅助治疗方案。

 9. 经尿道膀胱肿瘤电切术最常见的后遗症有哪些

经尿道膀胱肿瘤电切术作为一种常用术式,治疗膀胱癌具有良好疗效,对患者的病症具有恢复快、创伤小的特点,术后患者发生严重并发症的概率低。经尿道膀胱肿瘤电切术常见并发症有出血、尿路感染、尿道狭窄、膀胱痉挛、膀胱穿孔、闭孔神经反射等,其中最常见的是出血、膀胱痉挛等并发症,而膀胱穿孔、闭孔神经反射等并发症较为少见。临床上治疗非肌层浸润性膀胱癌多选用经尿道膀胱肿瘤电切术这一手术方式,但术后患者仍具有高复发率,所以对非肌层浸润性膀胱癌术后患者进行膀胱热灌注化疗。

 10. 为什么有些膀胱癌患者需要做二次电切手术

研究发现首次经尿道肿瘤电切术后膀胱肿瘤残留率很高,即使在美国和欧洲其比例也高达 30%~52%,因此有必要进行二次电切手术,以清除残余的肿瘤组织。其次,首次电切术之后,原来切除的肿瘤基底部会有黏膜水肿、增厚的情况,二次电切手术比首次电切手术可以更完整地切除肿瘤。所以对非肌层浸润性膀胱癌在首次电切术后短期进行二次电切手术,特别针对一些高风险的 T_1 期膀胱癌,可以降低术后肿瘤的复发转移风险,并且可以获得更准确的肿瘤病理分期。所以推荐下述患者行二次电切术:①首次电切手术不充分;②首次电切标本中没有基底层组织;③T1 期肿瘤;④高级别肿瘤。

 11. 什么是膀胱重建术

膀胱重建术是膀胱切除后尿路重建的一种方式,在膀胱切除的原来部位,按照整形的手术方法,利用患者自身的脏器来制作成新的储尿囊,上段连接输尿管,下段直接连接尿道,避免尿液从腹壁皮肤改道。常用代替膀胱的脏器是末端回肠,手术中医生会将管状的肠管,经过裁减缝合做成球状的新膀胱,之后再和尿道进行吻合以恢复接近正常的排尿,这种方法不需要造口袋也不需要患者自己插管导尿,目前已成为尿路重建手术的首选。新的膀胱不但有一定的容量,而且保持较低的张力,经过一定时间的训练以后,患者基本上能够做到通过腹压或者间歇性地清洁尿道来排空尿液,满足其正常排尿的生理需求。

 12. 整个膀胱被切除后,小便该如何排泄

患者进行膀胱根治性切除后,要对患者进行尿流改道术。目前有多种方法可选,尿流改道术的术式也决定着患者小便如何排泄。目前主要有以下几种尿流改道术:①原位新膀胱术:该术式患者可正常经尿道排泄,优点是不需要腹壁造口,能够维持生活质量,但可能有尿失禁、排尿困难及术后并发症较多的缺点;②回肠通道术:该术式患者需腹壁造口、终身佩戴集尿袋,优点是晚期并发症较少,不易复发,缺点是患者生活质量受到影响;③输尿管皮肤造口术:该术式一般用于预计寿命短的患者姑息性治疗,也需患者腹壁造口、佩戴尿袋,优点是并发症发生率相对较低,缺点是远期预后较差,较易发生逆行输尿管感染。

 13. 肌层浸润性膀胱癌手术治疗还能保留膀胱吗

针对肌层浸润性膀胱癌,目前国内外一致认可的标准治疗方法是根治性全膀胱切除术+盆腔淋巴结清扫术,术后辅助行放化疗,可提高患者的生存率、避免局部复发和远处转移。一般建议 T_2、T_3、T_{4a} 期患者行根治性全膀胱切除术,对于 T_{4b} 及有远处转移等情况的患者行姑息性治疗,可不根治性切除膀胱。所以一般肌层浸润性膀胱癌患者不建议保留膀胱,应全部切除,并同期行尿路重建。对于有强烈保留膀胱意愿或不能耐受根治性膀胱切除术的患者,可在保膀胱手术(经尿道电切术或膀胱部分切除术)的基础上,辅以放疗和化疗,也可能有较好的疗效。

 14. 膀胱癌治疗效果主要受哪些因素的影响

膀胱癌是指发生在膀胱黏膜上的恶性肿瘤,是泌尿系统最常见的恶性肿瘤,也是全身十大常见肿瘤之一,占我国泌尿生殖系肿瘤发病率的第一位。膀胱癌治疗效果主要与肿瘤的分级、分期、肿瘤大小、肿瘤复发的时间和频率、肿瘤数目以及是否存在原位癌等因素密切相关。其中肿瘤的病理分级和分期是影响预后的最重要因素。一般将膀胱肿瘤按浸润深度分为非肌层浸润性膀胱癌和肌层浸润性膀胱癌,两者在治疗上应该区别对待。非肌层浸润性膀胱癌治疗后仍有 30%~50% 局部复发,复发的患者中有30%~40%又会进展为浸润性膀胱癌,但较少远处转移。目前已有大量临床证据表明非肌层浸润性膀胱癌经尿道肿瘤切除术后接受膀胱热灌注化疗可显著降低复发率及延缓恶性肿瘤进展。对于晚期膀胱癌的患者,身体状况与内脏转移是影响预后的重要因素。

 ## 15. 影响膀胱癌预后的因素有哪些

影响膀胱癌预后的因素较多。目前被众多国内外学者较为认可的预后因素为肿瘤分期及有无淋巴结转移。通常来说,患者肿瘤分期越晚患者预后越差,术后病理提示淋巴结转移者长期生存率明显低于无淋巴结转移的患者。其次,国内外学者也发现其他对膀胱癌患者生存产生影响的预后因素,如:年龄、肿瘤细胞的侵袭性特征、肾积水、是否侵犯输尿管下段、是否侵犯淋巴脉管、是否行新辅助化疗、是否行术后辅助化疗放疗等。除此以外,对于经尿道肿瘤电切术后或复发的非浸润型膀胱癌患者,予膀胱热灌注化疗,能有效防治其复发,显著改善膀胱癌患者的预后,且具有安全、毒副作用小等特点。

 ## 16. 膀胱癌术后复查为什么要常规做膀胱镜检查

膀胱镜检查是将膀胱镜经尿道插入膀胱,以直接观察膀胱和尿道内病变的检查方法。膀胱癌是一个非常容易局部复发的疾病,如非肌层浸润性膀胱癌患者做了经尿道肿瘤切除术后,一些患者过了三个月、半年后,膀胱又复发一些小的肿瘤出来。如果在肿瘤早期的时候通过膀胱镜检查发现,再辅助肿瘤的切除,一般可以达到非常好的治疗效果。目前临床指南建议所有非肌层浸润性膀胱癌患者在术后两年内每 3 个月时进行一次膀胱镜检查,再根据膀胱癌的复发和进展的危险程度决定后续的治疗方案。虽然目前有很多相关检查,如超声学、尿脱落细胞学、静脉尿路造影检查也有一定的价值,但膀胱镜检查目前仍然是最重要的手段,并且在检查过程中一旦发现异常可进行病理检查。

17. 膀胱癌术后出血的原因有哪些，该怎么办

术后出血是膀胱癌手术常见的术后短期并发症之一。一般出现于患者术后 24 小时内，患者常表现为尿管或引流管引出血液，可出现心慌、口渴、烦躁等症状，出血量较多时甚至可引起休克、昏迷等症状。如果患者是经尿道肿瘤电切术术后出血，多考虑是凝痂脱落而导致，可对患者行膀胱冲洗治疗，并辅助使用止血药物即可控制出血症状，出血症状若无法控制，可行二次电凝止血。如果患者做的是全膀胱根治术术后出血，若引流管出血量较少可给予止血药物处理。若引流管引流出大量鲜红血液，多考虑患者术后仍存在活动性出血，应加强止血药物并积极补液扩充血容量或者输血治疗，严重者需二次手术寻找出血原因进行止血。

 18. 膀胱癌术后出现了尿路感染该怎么办

尿路感染是膀胱癌术后常见的并发症，手术刺激本身容易导致免疫力下降，再加上癌细胞的侵袭容易造成身体营养不良，所以手术之后容易造成尿路感染，常出现尿频、尿急、尿痛等不适。临床上经常根据尿液分析、尿液培养、药敏实验等结果，选择敏感性的抗生素。轻度感染患者口服药物治疗，中重度感染的患者应足量、足程使用抗生素，并结合膀胱冲洗。尿路感染发生后需加强营养，注意休息，积极地查找诱因，使尿路感染得到较好的控制。

（陈思安　王斌　钟惟德）

第二节　膀胱热灌注化疗的机制及治疗方法

 1. 膀胱癌患者都必须要手术治疗吗

手术治疗是膀胱癌的主要治疗方法，虽然目前临床大部分膀胱癌患者均有手术指征，但并不是所有患者都必须进行手术治疗，具体情况要根据患者的具体病情来决定。此外，对于肌层浸润性膀胱癌中 T_{4b} 分期的患者、伴有远处转移的患者及一些年纪较大、一般情况较差不能耐受手术的患者也不推荐手术治疗。

2. 膀胱癌的治疗方法该如何选择

　　膀胱癌的治疗方法主要包括手术、全身化疗、膀胱灌注治疗、膀胱热灌注化疗、放疗、生物治疗、靶向治疗、免疫治疗等,具体的选择要根据患者的病情来进行个体化的选择。膀胱癌一般分为非肌层浸润性膀胱癌和肌层浸润性膀胱癌,经尿道膀胱肿瘤切除术+术后辅助灌注治疗是目前非肌层浸润性膀胱癌的标准治疗方案,能够明显降低复发率。根治性膀胱切除术+术后辅助化疗是肌层浸润性膀胱癌主要的治疗方法。当前一些研究表明新辅助化疗+根治性膀胱切除术可能具有更好的效果,能够提高患者生存率。对于一些预后较差,身体情况不能耐受手术的患者可选用姑息性放化疗来延长患者寿命。对于一些晚期膀胱癌患者可以选择免疫治疗及靶向治疗等等。总而言之,膀胱癌的治疗方法不仅仅是手术治疗,更应该是一种综合治疗,这样才能达到更好的治疗效果。

 3. 膀胱癌患者在什么情况做全膀胱切除术

　　膀胱癌包括非肌层浸润性膀胱癌和肌层浸润性膀胱癌两类。非肌层浸润性膀胱癌患者一般行经尿道膀胱肿瘤切除术及术后行膀胱热灌注化疗,但是针对如下几种情况一般需做全膀胱切除术:①多发及复发的高级别肿瘤;②高级别 T_1 期肿瘤;③高级别肿瘤合并有膀胱原位癌,一般诊断为高危非肌层浸润性膀胱癌后可行根治性膀胱切除术。肌层浸润性膀胱癌患者一般行根治性膀胱切除术,对于 $T_2 \sim T_{4a}$ 期患者,都要行根治性膀胱切除手术,这也是肌层浸润性膀胱癌的标准治疗方案,但对于 T_{4b} 分期的患者以及伴有远处转移的患者不推荐行全膀胱切除术。除此以外,对于不适宜手术或拒绝根治性全膀胱切除术患者而言,膀胱热灌注化疗可延缓恶性肿瘤进展从而提高患者的生活质量。

 4. 膀胱肿瘤电切术是怎么做的

　　膀胱肿瘤电切术目前临床上多数都是用等离子或者是用激光来切除肿瘤,一般经尿道把切除仪器和膀胱镜送入到膀胱里面去,然后通过显示屏观察膀胱内部肿瘤,通过电切环把膀胱肿瘤切除,比较大的肿瘤常常是从顶部开始分块地切割干净,最后再对一些出血点进行电凝止血。经尿道膀胱肿瘤切除术常用于非肌层浸润性膀胱癌,在临床上治疗膀胱癌效果明显,对患者的病症具有恢复快、创伤小的特点,术后患者发生并发症的概率能够有效降低,有很好的临床价值,但术后患者仍具有高复发率,所以对非肌层浸润性膀胱癌术后进行膀胱热灌注化疗。

 5. 膀胱癌术后如何进行化疗

非肌层浸润性膀胱癌一般从术后 1 周内即可开始膀胱热灌注化疗,也可选用常规灌注治疗。灌注药物一般包括丝裂霉素、表柔比星、吡柔比星、吉西他滨和羟喜树碱等。建议每周 1 次,灌注 4~6 次后每 2~4 周灌注一次,共进行维持治疗 1 年左右,经膀胱热灌注化疗后可有效地杀灭膀胱腔中游离的癌细胞并清除术后残存的微小病灶。肌层浸润性膀胱癌一般术后 4~6 周即开始全身联合性辅助化疗。目前临床上多采用含铂类的双药联合化疗方案,如吉西他滨+顺铂等,一般 21 天为一个周期,建议患者在条件许可的情况下完成 4~6 个周期治疗。

 6. 膀胱癌术后的治疗与保健有哪些

膀胱癌一般分为非肌层浸润性膀胱癌和肌层浸润性膀胱癌两种,这两种类型膀胱癌因手术方式的不同导致术后辅助治疗会有所不同。非肌层浸润性膀胱癌术后辅助治疗:①膀胱热灌注化疗;②免疫治疗;③高危易复发的患者术后可行二次电切术或者根治性膀胱全切术。肌层浸润性膀胱癌术后辅助治疗:①化疗;②放疗;③免疫治疗;④靶向治疗(国内靶向药物在临床试验阶段),膀胱癌患者除积极进行上述治疗外,术后应在日常生活中加强营养,鼓励其少量多餐,多吃高蛋白、高热量、高维生素食物,少吃油炸、烧烤及高亚硝酸盐的食物,如香肠、腊肉等。建议患者戒烟戒酒,加强锻炼,并且遵医嘱定期复查,密切观察病情。

 7. 膀胱癌术后的注意事项有哪些

膀胱癌目前最常见的两个术式就是经尿道膀胱肿瘤切除术和根治性膀胱切除术,一般来说术后应注意卧床休息,避免尿管或者引流管脱落,加强患者的营养支持,应密切监测患者有无活动性出血,还需家属及时给予患者正向鼓励,加强巡视,关心患者,及时解答疑问。出院后清淡饮食,禁烟禁酒,多喝水,避免熬夜。经尿道膀胱肿瘤切除术术后应辅助膀胱热灌注化疗,灌注后应注意观察患者有无尿频、尿急、尿痛等症状,观察患者有无恶心、呕吐、疲乏等化疗副作用。如患者主诉有不适,注意观察不适症状的性质、程度、持续时间,给予相应对症处理。术后每 3 个月复查膀胱镜,根治性膀胱切除术应注意防治尿流改道术所致并发症,并术后辅助综合性放化疗预防复发,定期复查。

 8. 膀胱癌术后复发了该如何处理

非肌层浸润性膀胱癌患者行经尿道肿瘤切除术后,若肿瘤复发,行再次电切术并辅助膀胱热灌注化疗和灌注免疫治疗,可明显降低复发率及延缓恶性肿瘤进展。对于反复发作的高危患者可考虑行根治性全膀胱切除术。其次如果发现肿瘤的恶性度比之前高,或者肿瘤向肌层浸润的情况,这时就要考虑做根治性的全膀胱切除手术。如果是肌层浸润性膀胱癌患者行根治性膀胱切除术后,若肿瘤复发,只能行姑息性放化疗,对伴随症状行对症处理,尽可能延长患者的生存时间,提高患者生存质量。膀胱癌的术后复发可通过定期的膀胱镜复查、B 超检查发现,所以定期的复查是非常重要的。

 9. 什么是膀胱热灌注化疗

膀胱热灌注化疗是指通过将含化疗药物的灌注液加热到治疗温度,并循环灌注到肿瘤患者的膀胱腔内维持一定时间,以治疗膀胱癌的一种治疗技术。膀胱热灌注化疗是将热疗和化疗相结合,利用热与化疗的增敏和协同作用,具有明确的抗癌机制和药代动力学优势,有效杀灭膀胱内游离癌细胞,消除残存微小癌灶,预防与治疗膀胱癌术后复发,提高膀胱癌的临床疗效,是一种经济有效、操作简便、毒副作用小、可重复性强的治疗方法。目前国内应用最广泛的热传导原理的灌注系统可将膀胱内温度升至 42~45℃,不仅可直接杀伤肿瘤细胞或触发其凋亡,还可扩张肿瘤组织的血管,增加细胞膜的通透性,提高肿瘤细胞内的化疗药物浓度,对化疗具有增敏作用。因此,膀胱热灌注化疗作为一种较为安全并且有效的辅助治疗手段,目前被广泛应用于非肌层浸润性膀胱癌患者术后治疗(图 5-1)。

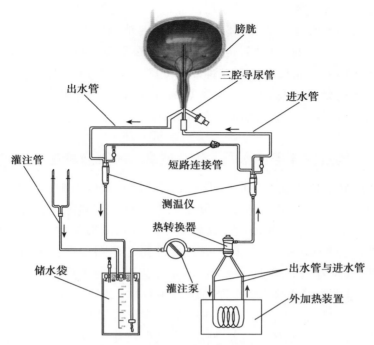

图 5-1　膀胱热灌注化疗管道系统连接示意图

 10. 膀胱热灌注化疗预防膀胱癌术后复发的机制是什么

　　根据当前世界一些权威机构研究表明,主要是有这两种机制,一种是热疗对肿瘤细胞的杀伤作用,由于正常组织和肿瘤组织对热的耐受程度不同,正常组织细胞能耐受 47℃持续 1 小时,而肿瘤组织由于其独特的生物学特性对热的耐受性较正常组织差,42℃以上的温度就可有效抑制或者造成肿瘤细胞损伤,所以给予 43℃灌注液持续灌注 1 小时,对恶性肿瘤细胞即可造成不可逆损害。另外一种是热疗与化疗的结合,可增强多种化疗药的抗癌作用,两者联合应用后会起到相互增敏的作用,形成 1+1>2 的效应。其主要机制是:高温破坏了细胞膜的稳定性,使细胞膜的通透性增加,化疗药物易于进入肿瘤细胞内,使化疗药物渗透肿瘤组织的深度从 1~2 毫米加深至 5 毫米。

 11. 膀胱热灌注化疗需要麻醉吗

　　膀胱热灌注化疗一般不需要麻醉。患者在膀胱热灌注化疗过程中只需插入尿管并连接膀胱热灌注化疗仪器进行循环灌注治疗,此过程中仅有插入尿管可能有轻度不适,但都在可以忍受的范围。灌注过程中患者一般有憋尿感和下腹部的温热感,也没有其他特殊不适,灌注治疗结束后也只需拔除尿管即可。如果患者实在难以耐受灌注化疗过程,也会给予患者相应的镇静止痛处理。总而言之膀胱热灌注化疗是一种患者可以接受、有效、并发症少且较为舒适的辅助治疗手段。

 12. 膀胱肿瘤电切术后为什么要进行膀胱热灌注化疗

由于膀胱腔内存在一些肉眼不可见的肿瘤细胞或因肿瘤细胞的脱落,术中难以清除全部肿瘤细胞,所以膀胱癌术后行膀胱热灌注化疗可有效清除膀胱腔内的游离癌细胞及微小转移灶。根据当前最新的诊疗指南,彻底切除肉眼可见肿瘤并辅以膀胱热灌注化疗是非肌层浸润性膀胱癌的标准治疗方法,故推荐所有非肌层浸润性膀胱癌患者进行术后辅助性膀胱热灌注治疗,能够明显降低复发率,提高患者生存率,是一种安全、有效的辅助治疗方法。膀胱热灌注化疗则是在膀胱灌注化疗基础上发展起来的一种新型治疗方法,目前临床研究证明,膀胱热灌注化疗效果要好于常规膀胱灌注化疗,所以推荐患者在膀胱肿瘤术后进行膀胱热灌注化疗。

 13. 膀胱肿瘤电切术后多久可以行膀胱热灌注化疗

膀胱肿瘤电切术后再辅助行膀胱热灌注化疗是目前非肌层浸润性膀胱癌的标准治疗方法,根据国内外一些泌尿外科指南所示:膀胱热灌注化疗一般在术后 24 小时内或术后早期进行。低危的患者,术后 24 小时内行膀胱热灌注化疗,后续可以不再维持热灌注化疗。中危和高危的患者,建议术后 2~3 周开始行膀胱热灌注化疗,热灌注后需维持每周 1 次,共 4~8 周,每月一次,共 6~12 个月的膀胱热灌注化疗。当然,患者因个体情况不同可能治疗方案也有所不同,具体应进行规范、系统的治疗。

 14. 膀胱癌电切术后膀胱热灌注化疗的注意事项有哪些

国内外一些泌尿外科指南所示在膀胱肿瘤电切术后 2~3 周可进行膀胱热灌注化疗可达到较好预防肿瘤复发的效果。膀胱热灌注化疗前应注意排空膀胱,避免尿液产生过多稀释灌注药物浓度影响热灌注效果。插拔尿管过程中应放松心情,避免紧张导致损伤尿道。热灌注过程中如有不适及时告知医师,由医师评估患者情况决定是否中止灌注。热灌注治疗后应注意观察有无尿频、尿急、尿痛等症状和有无恶心、呕吐、疲乏等化疗副作用。其次患者还需多饮水,增加尿液产生,加速膀胱内残留药物的排出。最后膀胱热灌注化疗后应定期复查膀胱镜,密切观察患者病情。

 ## 15. 膀胱热灌注化疗一共要治疗多久

膀胱热灌注化疗是一种新疗法,它将化疗与热疗相结合,对于治疗肿瘤,提高患者的生存率有着十分重大的意义。对于患者来说,因为每个人的体质和病情都不同,所以治疗次数也是因人而异的。目前根据临床经验所示:在膀胱肿瘤电切术 2~3 周后可进行膀胱热灌注化疗(每次灌注时间 60 分钟),初次灌注化疗后每周 1 次,灌注 4~6 次后建议患者每 2~4 周灌注一次,共维持治疗 1 年左右,部分高危的患者可能要维持治疗 2~3 年。患者一般在术后不仅需要辅助膀胱热灌注治疗,还应每 3~6 个月复查膀胱镜,进一步了解患者疾病预后情况。

 ## 16. 膀胱热灌注化疗需不需要长期留置尿管

膀胱热灌注化疗一般只需要在膀胱热灌注化疗时给患者留置三腔尿管,并将膀胱热灌注仪器通过专用一次性管道与尿管连接,在密闭的智能仪器中进行热灌注循环治疗,该过程大部分患者未有特殊不适。在 1 小时治疗结束后,化疗药物经过仪器自动回收至一次性管道中,即可给予患者拔除尿管。膀胱热灌注化疗结束后患者应多饮水,增加尿液的产生,多排尿,加速膀胱内残留药物的排泄。所以行膀胱热灌注化疗的患者一般不需要长期留置尿管,也不会影响日常家庭生活。对于出血、尿潴留的患者建议留置尿管,待病情好转后拔除尿管。

 ## 17. 膀胱热灌注化疗后药物会不会沾染衣物,影响家人

膀胱热灌注化疗是一种安全、有效的辅助治疗方法。当前在广州医科大学附属肿瘤医院的膀胱热灌注治疗仪是一种全程密封治疗的仪器。该仪器具备药物回收罐及气体回收袋,更是使用一次性专用热灌注避光管道,不仅避免了光线对化疗药物的影响,还避免患者热灌注过程中药物的泄漏,也能避免患者及医务人员吸收热灌注产生的气体。在灌注结束后,药物更是通过仪器自动回收到一次性专用管道的储药罐中,最终也会由专

业的人士对这些一次性管道中的药物进行处理,所以膀胱热灌注化疗后药物并不会沾染到患者衣物上,也不会影响家人。

（陈思安　王斌　钟惟德）

第三节　膀胱热灌注化疗适应证及疗效

 ## 1. 膀胱热灌注化疗主要用于治疗哪些疾病

膀胱热灌注化疗主要用于治疗非肌层浸润性膀胱癌,一般推荐经尿道肿瘤电切术后都辅助进行膀胱热灌注化疗。其目的是清除游离癌细胞和微小病灶,降低患者的复发率、改善患者生活质量。根据目前报道,膀胱热灌注化疗对肌层浸润性膀胱癌患者效果不明显,所以临床一般不建议肌层浸润性膀胱癌患者行膀胱热灌注化疗。膀胱热灌注化疗是一种可以单独使用或作为经尿道手术后的局部辅助治疗手段,对机体全身影响小,效果较好,患者接受度较高,也是目前泌尿外科肿瘤患者治疗过程中最常见的治疗之一。

 ## 2. 哪些患者适合膀胱热灌注化疗,哪些患者不适合膀胱热灌注化疗

根据目前专家共识,非肌层浸润性膀胱癌患者在术后辅助行膀胱热灌注化疗是标准的治疗方案。根据患者个体情况,可将患者分为低危组、中危组、高危组,每个组别的患者热灌注时机和热灌注时间都是有区别的,应根据患者个体情况制定相应的诊疗方案。根据当前研究,可以得出非肌层浸润性膀胱癌患者均可以进行膀胱热灌注化疗这一结论。肌层浸润型膀胱癌患者不适合做膀胱热灌注化疗。一般伴有膀胱穿孔、肉眼血尿和急性泌尿系感染的患者也不适合进行膀胱热灌注化疗,易诱发化学性膀胱炎加重患者症状并引起更多并发症。

 ## 3. 膀胱热灌注化疗预防膀胱癌经尿道电切术后复发效果好吗

膀胱热灌注化疗预防膀胱癌经尿道电切术后复发效果好。膀胱热灌注化疗是在膀胱灌注化疗的基础上,利用热疗能增加抗癌药疗效的效应,综合性地把热疗和化疗相结合,预防与治疗膀胱癌及术后复发,提高膀胱

癌的临床疗效。近年来国内外的专家已经达成共识：在给非肌层浸润性膀胱癌患者行经尿道肿瘤电切术后再辅以膀胱热灌注化疗，能有效降低术后2年复发率，提高患者生存率，临床效果显著。所以膀胱热灌注化疗能够较好地预防膀胱癌患者经尿道电切术后的复发，已经成为膀胱癌的常规术后辅助治疗手段。

 4. 膀胱热灌注化疗会出现哪些不良反应

膀胱热灌注化疗作为局部治疗的一种，总体上来说是安全的。常见的是一些局部并发症，全身并发症罕见。膀胱热灌注化疗较常见的全身不良反应为皮疹，而骨髓抑制、肝功能损害、恶心呕吐、休克等不良反应极为罕见。局部不良反应有：①灌注过程中膀胱痉挛和疼痛是最常见的不良反应；②热灌注后血尿、尿路刺激征（包括尿频、尿急、尿痛和夜尿增多）及泌尿系感染是最常见的不良反应，像膀胱破裂等严重并发症目前临床未见报道。总之，膀胱热灌注化疗是一种较为安全的辅助治疗手段，大多数报道的不良反应均为轻中度、一过性的反应，可在数天内自发缓解。

 5. 膀胱热灌注化疗过程中的注意事项有哪些

膀胱热灌注化疗过程需注意如下事项：①热灌注前几个小时尽量少饮水，以免尿液产生过快，过度稀释药物，或者尿液太多憋不够药物作用的时间；②如果有尿频、尿急、尿痛、血尿等情况，暂不宜灌注；③插入和拔出尿管时应保持放松，紧张会加重尿道的损伤；④在热灌注过程中有任何不适应及时向医师反应，必要时中止灌注治疗；⑤严格注意药物灌注时间，否则药物作用时间过长会引起严重的化学性膀胱炎；⑥灌注结束后半小时可开始大量饮水，产生更多的尿液冲洗膀胱以及尿道，以免药物过多地残留在尿道引起刺激征；⑦患者出院后应定期复查膀胱镜检查。

 6. 膀胱热灌注化疗术中、术后会有哪些不适

目前根据国内报道和临床实践证明，在进行膀胱热灌注化疗过程中，患者膀胱局部可能有温热感、憋尿感外，无诉其他不适，均能耐受膀胱热灌注化疗。膀胱热灌注化疗作为局部治疗的一种，灌注后常见的是局部并发症，如：血尿、尿路刺激征（包括尿频、尿急、尿痛和夜尿增多）及泌尿系感染，像膀胱破裂等严重并发症目前临床也未见报道。而灌注后全身并发症如：骨髓抑制、肝功能损害、恶心呕吐、休克等并发症极少发生。总之膀胱热灌注化疗是一种较为安全的辅助治疗手段，大多数报道的并发症可在数天内自发缓解。

 7. 膀胱热灌注化疗会引起膀胱腔出血吗，膀胱癌出血是否适合行膀胱热灌注化疗

膀胱灌注化疗后出血较为少见，但少部分患者可能出现化学性膀胱炎，从而引起出血。一般患者出现血尿等症状可嘱患者多饮水，通过增加尿量来冲洗尿道，大多数出血症状可在膀胱热灌注化疗后短期内自行缓解。出血严重者需要做膀胱镜检查，这样才可以判断出血原因、了解膀胱黏膜情况，如果膀胱黏膜出现糜烂，需要做经尿道电切术止血，并在术后给予膀胱冲洗结合止血药物。

一般伴有血尿的膀胱癌患者不适合进行膀胱热灌注化疗，应先对患者血尿症状进行控制和治疗，待血尿症状改善后再行膀胱热灌注化疗，否则容易诱发化学性膀胱炎，甚至加重患者膀胱黏膜损伤，进一步加重患者血尿症状。

 8. 膀胱热灌注化疗后会引起尿潴留吗

膀胱热灌注化疗是一种安全、有效的治疗方式。根据目前临床研究显示，膀胱热灌注化疗后较少有患者出现尿潴留等症状。若在膀胱热灌注化疗后患者出现尿潴留症状，一般考虑为热灌注后刺激膀胱黏膜引起出血，血凝块阻塞尿道进而导致尿潴留。这种情况可改变体位，热毛巾敷小腹部，尝试排尿，如症状未缓解可前往医院留置尿管导尿。

（陈思安　王斌　钟惟德）

第六章

体腔热灌注治疗的护理

第一节　体腔热灌注治疗的基础护理

 1. 什么叫肝功能检查

　　肝功能检查是通过各种生化试验方法检测与肝脏功能代谢有关的各项指标、以反映肝脏功能基本状况的检查。肝脏是人体重要代谢脏器，其重要功能有：①代谢功能，如糖、脂肪、蛋白质的同化、贮藏和异化，核酸代谢、维生素的活化和贮藏；②激素的灭活和排泄，胆红素及胆汁酸的生成；③铁、铜及其他重金属的代谢等；④排泄功能：如对胆红素的排泄；⑤解毒功能：如对各种化合物的氧化、还原、水解、结合等；⑥凝血和纤溶因子的生成等。检测肝脏功能状态的实验室检查被称为肝功能试验，包括的项目很多，如有关蛋白质的肝功能检查有血清总蛋白、白蛋白、球蛋白、白球蛋白的比值、血清浊度和絮状试验、纤维蛋白原、甲胎蛋白等。有关肝病的检查，如谷丙转氨酶、谷草转氨酶、碱性磷酸酶、乳酸脱氢酶等。与生物转化及排泄的有关检查有磺溴酞钠滞留试验等。与胆色素代谢的有关检查有总胆红素、间接胆红素及直接胆红素等。

 2. 肝功能检查有何临床意义

　　通过肝功能检查可以了解肝脏功能状态，有利于对临床疾病的诊断与治疗。具体表现在：①肝脏功能有无损害及其损害程度；②对肝脏功能作动态比较，观察病情变化；③协助病毒性肝炎和肝癌的诊断；④评价患者对某些手术的耐受能力。但由于肝脏的功能极为繁多，再生和代偿力很强以及检测方法在灵敏度和特异性上的不足，有时检查结果正常也不能排除病变的存在，应结合临床所见，内镜检查、胆道造影、超声波及 CT 扫描等资料综合判断其临床意义。

 3. 测定血浆总蛋白及白蛋白、球蛋白比例有何临床意义

肝脏是人体蛋白质代谢最重要的场所。血浆中的全部白蛋白、大部分的 α 和 β 球蛋白都在肝内合成,因此测定血浆蛋白质的总体含量及各种不同性质蛋白质的相对含量,可了解肝功能的状态。血浆中总蛋白是白蛋白与各种球蛋白的总和。肝功能不全时,由于白蛋白只能在肝脏合成,故白蛋白的含量会降低,但各种球蛋白的含量可能反而增高,除非肝脏功能损害非常严重,血浆总蛋白的水平变化一般都不明显,仅仅测定总蛋白含量常不能发现肝脏的问题。所有的白蛋白均在肝脏合成,正常肝脏每天合成 11~15 克白蛋白。肝功能损害时,白蛋白的合成、运输、释放都存在障碍,导致血浆中白蛋白含量降低。正常人的肝脏有强大的代偿能力,轻微的肝功能下降,白蛋白是不容易减少的。因此,当血浆白蛋白有明显减低时,预示患者有严重的肝功能障碍,最常见于严重的肝硬化患者。当白蛋白的含量低于 30 克/升时,患者可能出现腹水,手术后的死亡率和并发症发生率较高。α 和 β 球蛋白的变化常常是不确定的。肝炎时可有轻度的增加或无变化,严重肝功能障碍时可以降低,肝癌时则 α1 球蛋白增加。几乎所有的肝胆疾病都可引起 γ 球蛋白升高。轻型肝炎时 γ 球蛋白只有轻度增高;如果病情出现慢性化,则 γ 球蛋白逐渐增加;发展至肝硬化时 γ 球蛋白在血浆总蛋白中所占的比例可高达 45%。如果蛋白电泳分析表明 γ 球蛋白超过 30%,提示患者有严重的失代偿性肝硬化,对手术的耐受能力极差。

4. 术前家属应怎样协助医护人员做好患者的思想工作

患者家属是患者最信赖、最亲近的人,是医务人员与患者沟通的桥梁,家属的一言一行对患者影响举足轻重,所以自觉地协助医务人员做好患者的思想工作是家属义不容辞的责任。首先,要从生活等方面关心、体贴患者,取得患者的充分信赖。其次要根据主管医师的要求,向患者讲明实施手术的必要性,以及腹腔热灌注化疗手术的优点,可能取得的手术效果,以及对所发生并发症的预防措施,解除患者的种种疑虑。再次,劝导患者保持思想平静,鼓励患者愉快地接受手术,增强患者战胜疾病的信心。

5. 减少家属陪床有哪些好处

在病房管理中,家属陪床是一个重要的环节。陪床人员并不是越多越好,相反减少家属陪床可以给患者带来更好的医疗环境,有助于其休息。减少家属陪床在病房的好处是:①病室环境清洁、舒适、整齐、安静:由于病员家属增多,病室的清洁卫生不易保持,秩序杂乱,不易安静,影响病员休息。此外,不必要的了解询问增多,增加了医生、护士的负担。②促使护理人员加强责任心,提高工作效率。适当控制家属陪床后,可充分落实护理计划及分级护理制度,使护理人员主动地按分组包干或管床负责制,按质、按量完成基础护理,并对患者的病情有系统地观察与了解。③有利于及早发现病情变化,减少并发症的发生。家属陪床减少后,可方便护理人员加强巡回,定时观察病情,做到随时与医生取得联系,及时进行病情分析并对症施治,也可避免并发症的发生。④加深护士与患者之间的感情交流。患者进入病房后,护理人员必须给予无微不至的照顾,定时地观察,及时地治疗,耐心细致地做好患者的生活护理,使患者有信任感和安全感,提高了患者战胜疾病的信心,因而可促使患者及早恢复健康。⑤减少患者家属的负担。家属陪护多了,各职业岗位人员离岗也必然增多,从而给各单位造成损失或增加负担。减少或取消陪护,使病员家属能在自己的岗位上安心工作,也给社会营造了一个良好风气。

 6. 静脉输液时局部血管变硬、疼痛的常见原因是什么

临床输液时局部血管变硬、疼痛的主要原因有:①输入了对血管刺激性较强的药物,如抗肿瘤药物、甘露醇、血管活性药物以及含碱性较大的药物;②使用了不合格的金属或塑料原料做的输液针头,对血管刺激大;③输液过程中,血液回流至尼龙针头内,停留了一定时间后又被挤入了血管内,造成局部变硬;④一个部位反复穿刺引起组织炎性反应;⑤输液技术不熟练,反复退针、进针;⑥巡视不及时,输液外漏引起肿胀;⑦血管选择不当,刺入了神经较丰富的血管;⑧输液时,配伍的药物浓度过大,刺激血管,如氯化钾等。

 7. 患者术前如何配合护士插胃管

留置胃管是保障手术顺利实施和实现术后快速康复的重要手段之一。手术可使胃肠道运动功能受到抑制,使胃肠道内的气体和液体积滞造成腹胀,胃肠胀气可影响手术视野显露,影响手术操作。留置胃管既可排出胃内积气和胃液,又可达到术后胃肠减压,防止腹胀及呕吐的目的。留置胃管是腹腔热灌注化疗患者术前的一项重要准备工作,但对绝大多数患者来说,由于不了解插胃管的目的和意义,术前常常不愿意接受这一措施,认为插胃管是术前最大的难关。有些患者对手术并不恐惧,但对插胃管特别恐惧和紧张,因此,插胃管时常常不能与护士配合。为使进管顺利,减少痛苦,插管时患者必须做到:安定情绪,消除恐惧心理,对插胃管过程中的不适要有一定的思想准备,主动配合护士。插胃管前患者主动告诉操作护士有无鼻腔及消化道疾病,使操作护士加强防范措施,以防发生意外。插管时患者取坐位,要平静呼吸,鼻甲不上提,配合护士,同时作吞咽动作。插胃管后患者仍能自由说话,如有声音嘶哑可能是将胃管插入气管内,此时应拔除胃管,重新留置。

 8. 为什么手术前需要患者亲属签手术同意书和麻醉同意书

外科手术是治疗许多疾病的重要手段,手术安不安全? 会不会出意外? 这些都是患者和家属十分关心的问题,签署手术知情同意书和麻醉知情同意书的主要目的是保证手术安全。其理由是:①签署手术知情同意书和麻醉知情同意书是实施手术前必须履行的手续之一。手术从积极意义上讲是治病救人,挽救生命,从另一方面讲,它又是一种人为的创伤,因此必须把手术及麻醉的方法利弊向患者及家属讲清楚,以征得其同意。②签署手术知情同意书和麻醉知情同意书的过程是医患双方对疾病的再认识过程。签字时医生就患者为何需手术,如何实施手术,手术和麻醉中可能出现哪些意外,术后有何影响及并发症等向患者及家属解释清楚,让其有充分的心理准备,以确保手术顺利进行。③患者家属签手术知情同意书和麻醉知情同意书,是调解医疗纠纷,处理医疗事故的重要依据。有时因手术条件、客观病情、个体差异以及其他一些不可预见的原因,某些手术可能达不到预期效果,术前签字可以协调医患关系,也可作为上级机关处理医疗事故、调解医疗纠纷的依据。同时,请患者及家属放心,医疗系统有一整套管理方法,从制度上保护医患双方的权益。签字后医生护士负有重大责任,决不会因签署手术和麻醉知情同意书而不负责任。

 9. 为什么全麻、硬膜外麻醉术前均需禁饮食

除了成年人在局麻下行浅表部位小手术外,其余手术通常都应在麻醉前常规禁饮禁食。其原因是:①为了防止术中和术后呕吐引起误吸,如果患者进食,且发生呕吐,误吸胃内容物等至呼吸道,有可能发生呼吸道梗阻而窒息,也可能出现吸入性肺炎;②大多数胃肠道手术要求胃肠道保持空虚,避免术中胃肠胀气占据手术野和术后胃肠膨胀或吻合口裂开,除术前严格禁食、水外,有时候尚需胃肠减压、洗胃或灌肠;③某些非消化道手术的患者,手术操作刺激内脏,或者因某些麻醉药物对消化系统的不良影响,术后可能出现腹胀及呕吐;④有的手术虽采用局部浸润或神经阻滞麻醉,但术中改换术式或患者不能配合时,可能改换全身麻醉。因此,必须按照全身麻醉准备,麻醉前也应禁饮禁食。

 10. 全麻、硬膜外麻醉术前需禁饮食多长时间为宜

全麻、硬膜外麻醉术前需禁饮食的时间取决于患者的胃排空时间和具体手术方式。由于普通饮食胃排空约需 4~6 小时,为了安全起见,麻醉前禁食时间为 8 小时。然而,如重症、创伤、妊娠、疼痛、恐惧等因素均可使胃肠排空时间延长。此外,判断具体患者胃排空时间,还需从患者的年龄和饮食种类考虑。因为,儿童的胃排空时间较长,体内代谢较快,但代偿能力稍低。普通饮食、半流食和流质饮食以及糖类、脂类等在胃内存留的时间各不相同。一般的术前禁食时间为:普通饮食成人术前禁食 10~12 小时,半流饮食 8~10 小时,流质饮食 6 小时。

 11. 全麻术前为什么需要取掉假牙

全麻术前取掉假牙,因为大部分开腹或腹腔镜下腹腔热灌注化疗采用的是全麻,如有假牙存在极易造成在全麻气管插管的过程中,以及在托起下颌给氧时,将假牙碰掉而导致脱落。其危害性在于,如果戴着假牙进行麻醉,个别假牙因固定不牢,易将其撞落,掉入气管后可导致缺氧,严重时可引起窒息而致死。如果假牙掉入食管,很可能会卡在食管的狭窄部位,假牙上棱角很容易刺破食管引起大出血、穿孔而危及生命。所以,除单颗固定的假牙无须取掉外,单个或全口活动假牙均应在手术前将其取掉,这样才有利于全麻的进行,从而避免上述严重后果的发生。

 12. 全麻术后患者为什么一般先住监护室或监护病房观察

全麻术后患者一般先住监护室或监护病房观察,需从两个方面谈起:一是监护室的特点:①监护室一般距离护理站、治疗室较近,便于护士观察与治疗;②可随时了解病情的动态变化,手术后病情变化瞬息万千,临床沿用的测血压、呼吸等方法只能间断地进行,为了及早发现病情变化和了解治疗效果,必须利用现代监测技术和电子仪器进行持续动态观察;③现代化监测设备大多配有报警装置,可及时提醒医护人员的注意;④提高医务人员的工作效率,在做护理和治疗的同时,仍可持续观察病情,并可利用中心监护系统同时监测多个患者。二是监护室的优点:①腹腔热灌注化疗技术尽管创伤小,痛苦少,仍存在一定风险,对每一患者都应该细致地观察变化,并总结其特点。②护理人员不足,护士工作量较大,腹腔热灌注化疗后住监护室或监护病房便于观察和治疗,改善护理质量,提高工作效率。③肿瘤患者多为 40 岁以上,50~70 岁之间为其高峰,器官功能多有减退,糖尿病、高血压、心脏病等并发病较多。因此,术后患者安置于监护室便于避免伴发病的加重或并发症的观察与治疗。④开腹或腹腔镜下腹腔热灌注化疗多为全麻,为避免和处理麻醉后的不良反应,如呼吸道梗阻、麻醉药引起的呕吐等,应放置在监护室内。⑤监护室的患者较集中,派专人护理容易集中精力,并能迅速掌握专科疾病的理论知识及要求,能及时发现病情,了解病情,做到心中有数,也利于医护相互配合,做好疾病与并发症的预防与治疗。也容易做患者的思想工作,可以取消陪护,节省人力,减少交叉感染和合并症的发生。

13. 为什么护士接全麻术后的患者要让患者做抬手、睁眼等动作

开腹或腹腔镜下腹腔热灌注化疗要求麻醉安全,腹肌松弛,术野清晰,对麻醉要求较高,通常采用全麻进行手术。全麻是药物通过呼吸道或静脉的途径使患者暂时失去知觉,在完全不感疼痛的状态下施行手术。给药后患者意识和感觉消失,呼吸完全由麻醉机控制。手术完毕,终止麻醉,呼吸恢复,知觉、意识也开始恢复,患者逐渐清醒。但清醒的迟早受麻醉的深浅、麻醉药量的多少、术前辅助用药、患者对药物的耐受力和个体差异等因素的影响。

患者回病房后能否按护士的要求做睁眼、抬手、抬头、抬腿、回答问题等动作,是对患者麻醉苏醒程度的判断。若患者能按护士的要求完成以上动作,说明麻醉已清醒;若不能按护士要求完成以上动作,或回答有反应,但很容易昏昏入睡,或完成抬手、抬头等动作无力或迟缓勉强者,提示患者还处于麻醉状态,未完全清醒,肌力恢复不满意。这时可每隔几分钟唤患者一次,直至患者完全清醒后才能让其入睡。同时要将患者头偏向一侧,防止患者的呕吐物误吸入呼吸道造成呼吸道梗阻而窒息。

14. 全麻术后早期为什么患者常感到咽喉部疼痛

全麻术后,一些患者会感到咽喉部疼痛不适,这是由于:①患者术前须插胃管以利于手术。插胃管时,胃管通过鼻咽部进入口咽部、喉咽部,然后通过食管到达胃内。在通过咽喉部时,由于人体正常的咽反射而使患者恶心、呕吐。这就增大了胃管插入的难度,甚至反复多次才能插入,这样增加了咽部的创伤机会,使患者术后感到咽喉部疼痛不适。另外,胃管在咽喉部的摩擦刺激也增加了咽喉部的疼痛不适;②由于开腹或腹腔镜下腹腔热灌注化疗手术常采用全麻。全麻要开放呼吸道,保障通气,所以在麻醉过程中要行气管插管,通过插管用人工呼吸机维持患者的气体交换。因为气管插管要通过咽喉部插入患者气管内,而气管导管的直径较粗,有一定的硬度,在插管过程中,会对气管造成一定程度的损伤。向气管导管的气囊进行充气固定也可刺激气管壁。气管内的神经是非常丰富的,当有异物进入时常引起剧烈的呛咳反应。虽然这些刺激是在全麻下发生的但麻醉结束后还是会感到局部疼痛和不适。全麻术后的咽喉部疼痛、不适是属于正常的术后反应,除引起轻度不适外,并不会对身体产生其他不良作用。

 15. 全麻术后为什么容易咳嗽并且多痰

咳嗽是一种保护性反射动作,它能帮助机体清除存留在呼吸道内的分泌物,减少肺部感染机会。咳嗽也可能使气道内病变向小支气管扩展,同时因咳嗽而消耗体力,特别是手术后患者咳嗽还可加重术后的不适,影响切口的愈合等。术后咳嗽、痰多的原因有:①平时吸烟较多,有慢性支气管炎病史者,支气管内分泌物就增多,术中插管与麻醉剂对呼吸道的刺激,使术后咳嗽、咳痰增多;②全麻时气管插管对咽部的刺激,拔管后部分患者咽部老有异物感而诱发咳嗽;③个别患者在麻醉或术后恢复过程中,误吸口腔、胃肠道内容物入气管内而致术后咳嗽;④部分患者术后由于手术切口疼痛,固定一个体位休息不活动,而并发坠积性肺炎致咳嗽、咳痰增多;⑤患者也可能因病后抵抗力差并着凉而致肺部感染引起咳嗽、痰多。

 16. 全麻术后咳嗽、痰多怎么办

预防全麻术后咳嗽、痰多措施如下:①吸烟者术前 1~2 周禁止吸烟;②手术前后防止着凉、感冒;③术后尽早下床活动,确实不能早下床活动者,术后 6 小时一定要经常更换体位;④术后第二天患者一定要坐起,可轻拍患者背部,刺激患者咳嗽,使痰液或术中误吸物及时清除,防止坠积性肺炎的发生;⑤术后患者尽早多做深呼吸,多翻身活动或吹气球等。发生咳嗽或痰多时的处理办法有:对术后咳嗽、痰多的患者要视情况而采取不同的措施。干咳、咽部有异物感无痰者,多为术中气管插管对咽部的刺激而诱发咳嗽,这种咳嗽经口含润喉片或多喝温开水即可减轻。痰多而咳嗽者,除给予抗菌消炎药物治疗外,要帮助患者咳嗽,以利于痰液排出,减少肺部感染机会。方法是拍打患者背部,刺激患者咳嗽,这种拍打刺激的力度和时间以患者能把痰液彻底咳出为止。痰液黏稠不易咳出者,可行雾化吸入使痰液稀释而易于咳出。如果患者不能自行将痰咳出体外,可行电动负压吸痰,虽该法操作简单,但患者痛苦,一般清醒患者不采用。需要指出的是:术后患者有痰,不能怕切口疼痛而不咳嗽,以免造成坠积性肺炎。

 ## 17. 全麻术后患者为什么会恶心、呕吐,如何处理

　　一些术后患者会感到恶心,甚至呕吐,这是一种正常的术后反应。腹部的器官是由内脏神经支配的,内脏对刺激的感受和反应与皮肤不一样,如用刀切割胃、肠时患者并无大的反应,但当内脏缺血,牵拉系膜、韧带,均会感到剧烈的内脏牵引痛。上腹部手术术中在暴露手术部位时,因为牵拉周围系膜和韧带,这种引起腹腔的内脏痛并伴有胃肠道痉挛的情况是会出现的。在术中处于全麻状态的患者不会感到。但术后早期由于麻醉药物对呕吐中枢刺激还未消除,此时呕吐中枢还仍处于兴奋状态。加之,手术后患者胃肠道功能紊乱更加重了恶心、呕吐的情况。此种反应因人而异,有些人反应很重,有些人反应轻微,所以,一般轻度的恶心、呕吐不需要处理,它会逐步减轻而消失,不会对身体有大的影响。有些人反应较重,恶心、呕吐剧烈,而致腹肌收缩牵拉手术切口,使疼痛加剧,这种情况可以肌内注射甲氧氯普胺来缓解。但若患者在恶心、呕吐的同时伴有面色苍白、血压下降、脉搏弱快、腹痛、腹胀、烦躁不安、四肢冰冷等休克的表现时,应高度怀疑术后出血,须立即进行相关检查及处理。

 ## 18. 全麻术后有的患者为什么解不出小便,怎样处理

　　手术前对患者通常都要使用术前针剂,其中一种针剂为硫酸阿托品。术中患者出现心率慢时,也要用硫酸阿托品。此药可以在一定程度上对抗人体的排尿功能,特别是对于年龄较大且患有前列腺增生肥大的男性患者,此作用更为明显。虽然硫酸阿托品是在术前使用,但由于该药半衰期

较长,而腹部手术后,该药的作用可能仍然存在于体内,这是术后解不出小便的重要原因。另外有些患者不能很快地适应卧床排尿,主要是因为他们术前不能按护士要求做好卧床排尿训练,这也是术后解不出小便的重要原因。处理方法有以下 5 种:①术前要训练患者在床上平卧解小便,以适应术后排尿习惯的改变。②要求患者不能在膀胱内尿液很多时才解小便。如果这时才解,患者由于尿急而紧张再加之药物作用,就很难顺利地解小便。因此要让患者有尿意就排尿。③可以在膀胱区按摩、热敷以及让其听流水声。④刺激足三里、阴陵泉等穴位。⑤在以上方法都无效的情况下,可以在无菌操作下进行导尿或留置导尿的方法解决。

 19. 腹腔热灌注化疗全麻术后患者为什么要平卧 6 小时

很多全麻患者术后除感觉腹部切口轻度疼痛以及头昏外,并无其他大的不适。因此,有些患者就想早点将床头摇高甚至坐起来。这种观念、想法肯定是不对的。由于所有手术都要通过麻醉以后才能实施,而且首次热灌注术大都采用的是全麻。虽然手术结束后麻醉作用逐渐减弱,但有些麻药成分并不能够迅速从体内清除、完全排泄,而是有一个过程。根据患者的体质、年龄、代谢情况,有些人该过程短暂一些,可有些人却非常长,可长达 8 小时,这些麻药成分除造成患者头昏、心慌外,还可以引起体位性低血压等情况,故全麻术后需要平卧 6 小时。

20. 全麻术后刚结束为什么不宜立即在身边放置热水袋

腹腔热灌注化疗对麻醉要求较高,为获得满意的麻醉效果,目前大都采用气管插管静脉复合麻醉。为了增强麻醉作用,提高痛阈,术前根据患者的年龄、体重,肌内注射盐酸哌替啶和其他麻醉药物,以维持良好的麻醉效果,减轻疼痛。盐酸哌替啶具有较强的镇静、止痛作用,它对中枢神经系统起到一定的抑制和提高痛阈作用。手术结束,患者已醒,但手术前用药及麻醉药物对人体的影响还未完全消除,患者处于嗜睡状态。另外,对热的反应与患者的精神状态、身体情况、年龄、性别、皮下脂肪的多少和患者对热的习惯都有关。由于术前用药和麻醉影响以及患者的生理状况,对疼痛、冷热感觉较迟钝,一旦使用热水袋极易造成烫伤。在冬季或特殊情况需保暖时,需在医护人员的指导和严密观察下,将水温调至 50℃ 左右,并多包一块大毛巾,热水袋不得直接接触患者皮肤。加强术后热水袋的使用管理是保证患者早日康复,减轻疼痛,防止意外烫伤的重要措施。

21. 腹腔热灌注术后为什么不宜频繁使用止痛针

目前使用的止痛药物主要分为两类:一类是非甾体类镇痛药,这类药物对持续的钝痛有效。另一类是阿片类镇痛药,它主要以吗啡为代表。术后疼痛是局部受损皮肤的皮神经传递痛觉信号至大脑所产生的,同时也可能与腹膜的急性扩张致小血管撕裂、神经牵拉和疼痛介质的释放有关,它属于锐痛范围。而强阿片类药物的作用机制就在于能够阻断皮神经的痛觉信号传递至大脑,使人感受不到痛觉而止痛。同时也阻断了身体内的一些其他不良信号传入大脑,使人产生快感。但是阿片类药物只是阻断了痛觉传递而并没有消除痛觉,所以当作用结束后,患者又会重新感到切口疼痛。因为,上腹切口疼痛无论止痛与否,通常 24 小时内明显减轻,但不久就达第 2 个或第 3 个疼痛高峰。因此,患者还会要求重新使用止痛针。

在术后早期因为麻醉药物作用结束后切口有较剧烈的疼痛,可以适当地使用止痛剂,而随着切口内神经末梢对痛觉的逐渐适应,切口的疼痛程度也会减轻。因此,在能够忍耐切口疼痛的情况下,要尽量少使用止痛剂,更不可频繁使用止痛剂,谨防掩盖某些术后可能出现的并发症,甚至失去抢救的时机。

 22. 腹腔热灌注化疗治疗全程怎样预防压疮

压疮指身体局部因长期受压,使血液循环受阻,导致皮肤及皮下组织因缺血而出现发红、水泡、溃疡、甚至坏疽。常好发于以下部位:①仰卧位:枕骨粗隆、肩胛部、肘、脊椎体隆突处、骶尾部、足跟;②侧卧位:耳部、肩峰、肘部、髋部、膝关节的内外侧、内外踝;③俯卧位:耳、颊部、肩部、乳房、男性生殖器、髂嵴、膝部、脚趾;④坐位:坐骨结节。腹腔热灌注化疗前后患者及家属需注意预防压疮的发生。

腹腔热灌注化疗预防压疮的自我护理措施包括:①使用温和的皮肤清洗剂;②不可按摩或用力擦洗有压疮或有压疮发生风险的局部皮肤;③适当使用隔离产品(防潮湿)与润肤剂(防干燥);④禁忌将热装置(热水袋、电热毯等)直接放在皮肤表面上;⑤常变换体位,至少每 2 小时翻身一次,保持床单干燥、清洁、平整;⑥床上使用便盆排便时不能过久,避免皮肤受压;⑦增强营养补充;⑧有压疮高风险者,医护人员会给患者使用气垫床。

(何诗雅 邱力 黄狄文)

第二节 腹腔热灌注化疗的术前与术中护理

 1. 腹腔热灌注化疗术前患者须做哪些准备

腹腔热灌注化疗术作为一门新技术,以其手术创伤小,恢复快、痛苦少的优点越来越被腹部外科疾患患者所接受,但腹腔热灌注化疗术不仅需要医生高超的技术,护士周密的护理,也需要对患者作充分的术前准备,那么患者术前需作哪些准备呢?

首先是心理准备:患者对手术都存在着不同程度的恐惧心理,惧怕术后切口疼痛,顾虑手术危险及预后等,因此,做好心理准备,放下术前的各种心理负担,保持情绪安定是非常重要的。患者可向医务人员咨询有关手术治疗的基本知识,提出疑问,求得合理解释,信任新科技,增强战胜疾病的信心和术后主动配合的意识;也可请术后恢复期的患者现身说教,介绍自己的体会,以消除各种顾虑,从而增强对手术的心理承受能力,欣然地接受手术。

其次一般准备也必不可少:①皮肤准备:尤其应注意脐部的清洁,因为它是腹部最脏部位,腹腔镜手术的第一进路多在脐部附近,应用肥皂水反复清洗脐部;②胃肠道准备:术前2天禁食易产气食物,如牛奶、豆类制品等,减少肠胀气,术前12小时禁饮水,以减少麻醉诱导期间的反胃和误吸的可能;③专科准备:为适应术后可能出现的情况,吸烟患者术前应禁烟,并掌握正确的咳嗽和咳痰方法。同时应练习卧位大小便以减少术后排尿困难。对切口疼痛要在思想上做好充分准备,合理使用止痛剂。

2. 腹腔镜辅助置管腹腔热灌注化疗患者一般需做哪些准备

腹腔热灌注多采用腹腔镜术,腹腔镜作为外科新技术,以其手术创伤小,恢复快、痛苦少的优点越来越被更多的腹部外科疾患患者所接受,但这不仅需要医生高超的技术,护士周密的护理,也需要患者术前充分的准备,才能使手术顺利成功,那么患者术前需做哪些准备呢?

心理准备:由于患者对手术都存在着不同程度的恐惧心理,惧怕术后切口疼痛,顾虑手术危险及预后等,因此,放下术前的各种心理负担,保持情绪安定是非常重要的,可通过向医务人员咨询有关手术治疗的基本知识,提出疑问,求得合理解释,信任和相信新的科学技术,增强战胜疾病的信心和术后主动配合的意识,欣然接受手术。

一般准备:①皮肤准备:尤其应注意脐部的清洁,它是腹部最脏部位,腹腔镜手术的部位多在脐部附近,应用肥皂水反复清洗脐部。②胃肠道准备:术前6小时禁食固体,2小时禁水,以减少麻醉期间的反胃和误吸的可能;如果实施腹腔热灌注化疗加其他手术,肠道准备则按照医护人员的要求严格执行。③吸烟患者术前应禁烟,并掌握正确的咳嗽和咳痰方法。同时应练习卧位大小便,以减少术后排尿困难。切口疼痛要在思想上做好充分准备,需合理使用止痛剂。进食易消化、低脂,含丰富蛋白质、维生素类的食物。

 3. 腹腔热灌注化疗前需行哪些检查

术前检查对明确诊断,了解患者的局部及全身情况,判断患者对手术的承受能力及术后顺利恢复都是十分必要的。①B超:超声检查是一种无创伤,对人体无害的一种检查方法,对于腹部实质性脏器及部分空腔脏器,如胆囊、胆管、输尿管、膀胱、子宫、腹水等都具有其一定优势,而且费用低。一方面可以判断是否存在病变及性质,严重程度;另一方面为医师判断其手术难度,为治疗方式的选择提供依据。②一般性检查,术前常规:包括血、大便、小便常规,出凝血时间及血型、传染病筛查。血生化:了解患者内环境情况。包括电解质、酸碱、肾功能以及血糖情况,如有异常情况发现,术前必须调整至正常范围或手术许可的范围内。肝功能:除了解肝细胞功能外,对于术中手术方式的选择和防止术后肝功能不全都有重要意义。如有异常术前必须予以纠正。纤维蛋白原、凝血酶原时间及活动度:可了解患者的凝血功能,对防止术中严重渗血防止术后切口渗血等都有重要意义。如有异常术前必须予以纠正。③心电图、胸透:呼吸、循环是人体的基础生命标志。术前必须了解其心、肺情况,判断患者承受手术的能力。通过以上检查如发现异常,需要进一步检查。术前准备充分,术中及术后的风险就相对较小。如有特殊情况还应作相应的检查,如甲胎蛋白(AFP)、癌胚抗原(CEA)、胸部拍片、CT、磁共振检查等。

 4. 腹腔热灌注化疗前患者自我护理需注意什么

腹腔热灌注化疗后:①术后可能留置的管道包括四条腹腔灌注管、胃管、尿管,要注意观察有无腹痛、腹泻等不良反应。四条腹腔灌注管夹闭期间,患者多变换体位,勤翻身,可每15~30分钟变换体位,以确保药物均匀分布到肿瘤表面,达到最佳治疗效果。顺序为:右侧位,左侧位,仰卧位,坐位,如此循环 3~4 次,使腹腔内肿瘤小结节持续浸泡于化疗药中,让化疗药物充分作用到腹腔各部位发挥最佳作用。医生给予开放引流管后,宜取半坐卧位或坐卧位,以利于液体引流。②如果是用于多次治疗的腹腔置管,注意腹腔置管的维护,应妥善固定各条管道,要防止管道的脱落及堵管,特别注意翻身、起床活动前应首先将管道固定妥善,然后再进行相关活动。③密切观察穿刺部位有无红肿、硬结及渗出等。学会观察各引流管里引流液的颜色、性质,并注意量的变化,如果出现异常,及时告知医护人员。④化疗后患者需要清淡饮食,化疗期间患者多饮水,最好每日尿量在 2 000 毫升以上。⑤康复期需学会自我监测,监测内容包括:体重(晨起如厕后空腹状态测量,每周 1 次,做好记录),腹围(晨起如厕后空腹状态测量,平卧位绕脐水平一圈,每周 1 次,做好记录,每次测量应同一位置),有无相关症状如腹胀、腹痛、恶心、呕吐、食欲下降、头晕、心悸等。若监测内容出现异常,及时返院就诊。按医嘱定期复查血常规、血生化及肿瘤指标等。

5. 腹腔热灌注化疗前患者注意事项有哪些

腹腔热灌注治疗前患者注意以下事项:①自身准备:治疗前一天待护士执行完备皮,沐浴、穿清洁患者服、取下所有佩戴的饰品并交家属妥善保管;治疗前一晚保证充足睡眠;入手术前脱掉所有私人衣物包含内衣裤,只穿一套清洁患者服,气温较低时应注意预防感冒。②术前锻炼:治疗前一天护士会教患者呼吸功能锻炼、有效咳嗽咳痰的方法;患者应积极学习并加以练习,以保证治疗后能有效进行相关锻炼,防止肺部并发症的发生;同时,患者还需锻炼床上大小便的方法,以便治疗后卧床期可以顺利适应床上大小便。③肠道准备:单纯腹腔热灌注化疗治疗前 6 小时开始禁食、禁饮,如果有任何不适,及时告知医护人员。如果实施腹腔热灌注化疗治疗+其他手术,肠道准备则按照医护人员的要求严格执行。④留置导尿与胃肠减压管:一般于治疗前会给予患者插尿管与胃管,以保证治疗过程顺利,并提高治疗后早期患者的舒适度。

6. 腹腔热灌注治疗前需要禁食、留置胃管吗

肿瘤细胞减瘤术后腹腔热灌注化疗会引起腹内压增加,压迫、挤压胃肠道,如胃内残留食物较多有可能会引起恶心呕吐,如发生误吸则可能继发吸入性肺炎。因此,对于腹腔热灌注治疗,建议按照术后饮食常规要求

或根据患者进食时间、种类和量给予相对禁食时间,留置胃管则需根据患者胃排空情况及术后需求而定。比如,B超引导下穿刺置管腹腔热灌注化疗后发生误吸风险较低,根据患者的情况可缩短禁食时间;开腹或腹腔镜术置管过程要行静脉全身麻醉,也有胃食管返流导致吸入性肺炎的风险,要给予一定禁食时间,防止发生误吸;而针对胸腔及膀胱灌注,饮食方面则由主管医生根据患者具体情况予以指导。

　　有研究表明,缩短术前禁食时间,有利于减少手术前患者的饥饿、口渴、烦躁、紧张等不良反应,减少术后胰岛素抵抗,缓解分解代谢,甚至可以缩短术后住院时间。国内指南指出:除合并胃排空延迟、胃肠蠕动异常和急诊手术等患者外,目前提倡禁饮时间延后至术前2小时,之前可口服清饮料,包括清水、糖水、无渣果汁、碳酸类饮料、清茶及黑咖啡(不含奶),不包括含酒精类饮品;禁食时间延后至术前6小时,之前可进食淀粉类固体食物(牛奶等乳制品的胃排空时间与固体食物相当),但油炸、脂肪及肉类食物则需要更长的禁食时间。体腔热灌注治疗前患者禁食禁饮要求,需由麻醉医生结合实际情况决定。

7. 腹腔热灌注化疗前需要留置尿管吗

　　细胞减灭术后腹腔热灌注化疗或腹腔镜下腹腔热灌注化疗一般需要全麻,建议常规留置尿管,因为患者手术过程中处于无意识状态,整个过程中不能移动,不能小便,另外腹腔热灌注化疗可能会对膀胱产生压迫和刺激,发生尿潴留或尿失禁,留置尿管有利于暂时缓解膀胱刺激症状,术前留置尿管便于持续引流和冲洗;待灌注结束后即可拔除。但并不是所有腹腔热灌注患者都需留置尿管,部分B超引导下置管腹腔热灌注化疗患者一般行局部或腰麻,术中患者意识清醒,手术操作时间较短,手术创伤小,术后患者较短时间内即可起床活动,一般不需要留置尿管。

8. 腹腔热灌注化疗前为什么要严格戒烟

　　正常的呼吸系统有一套完备的保护系统,防止异物、病菌的入侵。而吸烟将破坏这一防卫系统,长期吸烟,损害呼吸道黏膜,降低呼吸道的黏液运载系统功能,减弱纤毛运动,抑制肺泡上皮细胞的吞噬功能,促进黏液腺肥大,引起慢性支气管炎及肺水肿等。吸烟是心血管疾病,神经系统疾病,肺部疾病和癌症的危险因素。吸烟会增加腹腔热灌注化疗术后并发症的发生率,包括伤口愈合、感染、肺炎和重症监护病房的入住率增加,戒烟与降低肺部、心血管和伤口相关并发症的风险有关。热灌注化疗一般是在全麻下进行,热灌注的热吸收原理对呼吸道黏膜也有一定的刺激作用,会增加术后咳嗽的发生率。术后患者多因切口疼痛,而不愿咳痰,而长期吸烟的患者平时就容易咳嗽、咳痰,术后极易造成支气管内痰液阻塞,轻者造成肺部感染、肺功能下降,重者完全阻塞气管致窒息死亡。戒烟一段时间后咳嗽、咳痰明显好转,肺功能也会得到一定程度的改善。故要求手术前2周内最好严格戒烟。

9. 腹腔热灌注化疗患者为何需要术前开始锻炼咳嗽、排痰

腹腔热灌注化疗全麻患者锻炼咳嗽、排痰十分重要。腹腔热灌注化疗多采用全麻方式,全麻患者全身反射及自主呼吸消失,术中呼吸道内分泌物不易排出;全麻需行气管插管术,气管插管时直接损伤咽喉部软组织、引起水肿导致术后咳嗽咳痰;腹腔热灌注化疗循环灌注大量的生理盐水或葡萄糖、化疗药物等,热原理会导致部分灌注液通过腹盆腔、肠系膜、腹膜等器官血管网部分吸收致呼吸道内分泌物增加。麻醉复苏、气管插管拔除后,咳嗽、咳痰对预防术后肺炎起着至关重要的作用。

在临床工作中发现,术前患者更容易学习掌握正确的咳痰方法。术后往往因为切口疼痛,患者不敢用力咳嗽,多用咽喉喉部咳痰,这样深部痰液不能有效咳出,同时还会导致麻醉气管插管损伤的咽部再次受损导致咽痛。所以术前患者应在护士指导下练习正确的咳嗽方式,掌握正确的有效排痰方法。

10. 腹腔热灌注化疗患者怎么预防呼吸道感染

腹腔热灌注化疗患者预防术后呼吸道感染的方法有:①吸烟者术前1~2周要禁止吸烟;②手术前后防止着凉、感冒;③术后尽早下床活动,确实不能早下床活动者,手术6小时后常更换体位;④术后第二天患者最好坐起,可轻拍患者背部,刺激患者咳嗽,使痰液或术中误吸物及时清除,防止坠积性肺炎的发生;⑤术后患者尽早多做深呼吸,多翻身活动或吹气球等。

11. 感冒时能否做腹腔热灌注化疗

通常说的感冒是上呼吸道感染的一种,是常见的呼吸道疾病,是病毒或细菌感染引起鼻、咽喉部产生的急性炎症性改变。开始时的症状主要为

鼻腔和咽黏膜出现充血、水肿和炎症反应，继而上皮细胞变性、坏死、脱落，有较多的浆液和黏液分泌，同时伴有鼻塞、喷嚏、咽部干痛、头痛、畏寒、发热等症状，少数患者可发生风湿病、肾炎、心肌炎等较为严重的并发症。开腹或腹腔镜下腹腔热灌注化疗手术要求行气管内插管静吸复合麻醉，一般导管前端至门齿距离为 20～22 厘米，对咽喉部是一个刺激和创伤，如再加上感冒本身的症状和体征，术后极易引起喉头水肿、肺部感染等并发症。因此，最好等感冒治愈后再行腹腔热灌注化疗。

 ## 12. 女性患者经期能否做腹腔热灌注化疗

　　妇女经期不宜行腹腔热灌注化疗及其他手术治疗。妇女经期身体易产生不适及疲倦感，其生理特点有：①月经期机体抵抗力降低；②月经期盆腔充血，可引起下腹坠胀，腰酸等不适；③月经期内分泌激素的变动，通过影响神经调节功能的平衡，可出现水肿、头痛、嗜睡、乏力、情绪不稳定等症状；④月经期凝血功能降低，此时如行手术治疗易加重创面出血。由于经期机体会发生一系列病理或生理变化，全身抵抗力处于低下水平，术后易出现并发症，一般不宜腹腔热灌注化疗。

 ## 13. 腹腔热灌注化疗患者术中需注意什么

　　腹腔热灌注化疗首次置管和腹腔热灌注化疗时多采用静脉全麻加局麻的方式，患者有一定的知觉，对过度刺激有一定的感觉，此时需主动配合手术前的麻醉即可。在进行腹腔置管操作过程中，患者需避免咳嗽和移动，以免损伤膀胱和肠管。第二次、第三次治疗多采用静脉镇静方式进行，患者能感知灌注化疗过程，术中应保持平卧位，积极配合医护人员，切勿随意翻身。腹腔热灌注化疗过程中部分患者可感觉腹胀、发热、全身大汗淋漓的现象，个别患者可能会感到腹痛，一般患者均能耐受，不需处理，如有特殊情况应及时告知医护人员。

 ## 14. 腹腔热灌注化疗术中注意事项及处理方法有哪些

　　腹腔热灌注治疗术中应注意：①规范化置管：遵循"X"内交叉置管原则，留入腹腔内管道长度≥25 厘米灌注管勿直接放置在大网膜表面；②规范化治疗：置管后尽早（1 周内）、按疗程（预防性 1～3 次，治疗性 3～5 次）完成治疗；③严格无菌：术中置管、术后灌注严格遵循无菌原则，避免腹腔感染;④严密监测,生命体征:腹腔热灌注化疗过程中应严密监测患者血压、呼吸、心率等生命体征,注意血氧饱和度的变化,给予吸氧、镇静,灌注的同时给予适当补液以防止患者因出汗散热而导致的体液丢失过多;灌注过程中密切观察灌注情况,有无灌注管道堵塞不畅现象;与患者交谈,倾听患者感受;部分患者灌注至 3 000 毫升时出现腹胀、下坠感,通过减慢流速、适当变换体位等措施,一般均可顺利完成治疗;血糖监测:非糖尿病患者、不需常规监测血糖,合并糖尿病的患者、推荐常规监测血糖并根据情况临时使用短效胰岛素。

15. 腹腔热灌注化疗中为什么感觉身体发热,发烧了吗

腹腔热灌注化疗的核心是精准温控。腹腔热灌注化疗技术临床应用专家共识对腹腔热灌注化疗的概念做了明确的定义:温度控制需控制在 43℃,精准温控≤±0.1℃。恶性肿瘤在 43℃ 持续 1 小时即可出现不可逆损害,而正常组织可以耐受 47℃ 持续 1 小时。腹腔热灌注化疗可以通过温度对肿瘤细胞进行杀伤,此过程需要持续 1 小时,大量高温热灌注液在杀死肿瘤细胞的同时也会使患者体温升高,患者可通过自身的排汗及增加机体散热来进行平衡,体温会在 37.5~38.5℃ 之间波动。若腹腔热灌注化疗结束后 2 小时患者体温仍高于 38.5℃,需要考虑是否合并肺不张或各类型感染。

（萧雪英　巴明臣）

第三节　腹腔热灌注化疗的术后及并发症的护理

1. 腹腔热灌注化疗患者为何上腹腔引流管引出液体多,下腹腔引流管引出液体少

腹腔灌注化疗通常会根据患者具体病情,以特定方式置入 3~4 条引流管,腹腔上的引流管置入至盆腔作为治疗时出水管,腹腔下引流管置入到膈下作为治疗时进水管,灌注过程中灌注液在腹腔内上冲下吸形成漩涡而达到机械冲刷作用,大容量灌注液能充盈整个腹腔,通过循环冲刷的物理作用把腹腔内的游离癌细胞、微小转移灶、凝血块及坏死物等冲洗出来,因腹腔上引流管口是放置在腹腔最低的位置,水往低处流,故腹腔上引流管引流液会比腹腔下引流管多。

2. 腹腔热灌注化疗后放出那么多腹水对身体有影响吗

影响不大。首先,腹腔热灌注化疗治疗一般需放置 4 条引流管、其中 2 条是流入管、2 条是流出管,形成一个密闭循环空间才能有效地行腹腔热灌注化疗治疗,待治疗结束后会逐步把引流管拔除。其次,腹腔热灌注化疗治疗灌备液 4 500~6 000 毫升、灌到腹腔内液体量为 2 500~3 500 毫升,治疗后留部分含有化疗药的灌注液体于腹腔可继续发挥抗肿瘤作用,但是不能一直留于腹腔之中,化疗药物持续作用可能引起骨髓抑制、肝肾功能不全等并发症,所以患者返回病房后需要把这部分液体放出以预防化疗药物相关并发症;放出大量腹水可能导致低蛋白、电解质紊乱,可以通过补充白蛋白、电解质以处理相关问题。

 3. 腹腔热灌注化疗后为何经常要抽血化验,采血多会影响身体吗

腹腔热灌注化疗虽然属于局部治疗,但也会用到化疗药物,且腹腔内化疗药物可通过腹膜等器官表面血管一定程度地吸收入血,所以也有可能引起全身的不良反应;骨髓抑制是化疗最常见的不良反应之一,虽然腹腔热灌注化疗引起的不良反应要比全身化疗轻微,但基于患者安全考虑,灌注后仍然要监测白细胞。如果出现异常应及时处理,避免因白细胞下降而诱发感染。同时为了了解机体肝肾功能、电解质平衡情况等,都需要进行抽血检查,所以要定时抽血化验。一般抽血检查的采血量都较少,不会影响身体健康。

 4. 腹腔热灌注化疗后可能会出现哪些不适

腹腔热灌注化疗是安全、有效的一种舒适化治疗,通常不会给患者造成严重的身体不适,用此法治疗能够有效地控制病情,可以抑制癌细胞扩散与转移,能有效地延长患者的生存时间,这是一种比较安全的治疗方法。腹腔热灌注化疗后一般不会出现特殊不良反应,个别患者会出现轻度的腹胀、腹痛、胃肠道反应(恶心、呕吐)、口干、打嗝、低热等症状,但给予相应对症处理后均能逐渐缓解,不会对患者的恢复造成影响。同时由于使用了部分化疗药物,少数患者可能会出现化学性腹膜炎、化疗后骨髓抑制等情况,需要家属配合医生及时了解患者的主观感受,如出现任何不适,应及时告知医护人员,进行针对性处理后会很快缓解。

5. 腹腔热灌注化疗后患者注意事项有哪些

腹腔热灌注治疗后患者注意:①发现并发症:大量国内外研究与临床实践证实,腹腔热灌注化疗治疗是一项成熟、安全的临床应用技术。但术后仍有少部分患者会出现不适。患者行腹腔热灌注化疗治疗后如有不适,应及时告知医生,这些并发症一般及时给予对症处理后即可缓解。②进行康复训练:进行有效的呼吸功能锻炼、掌握有效咳嗽咳痰的方法;及早下床活动。③管道护理知识:术后可能停留的管道包括四条腹腔灌注管、胃管、尿管,应保持各条管道妥善固定,特别注意翻身、起床活动前应首先将管道固定妥善,然后再进行相关活动,应避免进行引流管局部的抗阻活动,以防管道脱出;其次,除了四条腹腔灌注管夹闭外,应保持其他管道引流通畅,防止其扭曲、折叠、受压;学会观察各引流管里引流液的颜色、性质,并注意量的变化,如果出现异常,及时告知医护人员。④出院后复查抽血:患者出院后需 3~4 天复查血常规、电解质、肝肾功能指标,如出现骨髓抑制、电解质紊乱、肝肾功能不全等问题需及时就诊并做对症处理。

 6. 腹腔热灌注化疗术后出现哪些异常情况要及时告诉医生、护士

腹腔热灌注化疗技术成熟,风险相对较小,但有以下情况需及时告诉医生护士,便于及时处理。①全麻术后呼吸道不畅:腹腔热灌注化疗常用气管插管静脉复合麻醉,患者清醒后送回病房,但由于麻醉影响并未完全消除,保护性反射仍显不足,潜在的危险并未消除,因此会出现呼吸道梗阻。②心慌、头晕:个别患者术后,体温、脉搏、呼吸、血压均为正常,但总感到心慌、头晕,应及时告诉医生护士,观察全身状况,特别是血糖水平,诊断是否有糖尿病、高血压等。有内出血的患者除心慌、头晕外,还有面色苍白、血压下降、脉搏细弱、腹痛等症状。③术后数日突感腹痛剧烈:术后数日,特别是进食后,患者腹痛剧烈,首先看是否是因为进食油腻食物引起胃肠功能紊乱、绞痛有关,如症状持续不减,需注意患者有无腹腔感染,因此术后数日突感剧烈腹痛,一定要及时告诉医生护士。④引流袋内有大量血液,多提示有腹腔内出血,需及时告诉医生护士,查找原因,及时处理。

 7. 腹腔热灌注化疗后如何观察病情及护理

腹腔热灌注化疗要密切观察患者生命体征,及早发现患者病情变化,才能做出适当的处理。①密切监测生命体征:给予持续床旁心电监护6小时。给予中流量吸氧,注意观察血氧变化情况。腹腔热灌注化疗后,患者体温会有所升高,但一般不高于38.5℃,密切监测体温变化情况,必要时遵医嘱给予物理降温或药物降温。②监测中心静脉压:腹腔热灌注化疗中患者体液丢失量较大,当天应至少每6~8小时测量中心静脉压一次,动态对比监测结果,做好记录。③监测体液平衡:详细记录24小时出入量。如患者存在恶性腹水,应详细记录每次放腹水的量、颜色、性质。注意动态观察血生化检查结果,有异常时及时告知医生。④动态监测血常规指标变化情况:腹腔热灌注化疗后部分患者可能出现骨髓抑制,术后10天内应监测外周血常规结果变化情况,如出现红细胞计数、白细胞计数、血小板计数下降,及时告知并协助医生处理。⑤监测腹围:患者存在腹水,每日测量腹围1次,动态对比监测结果,做好记录。

 8. 腹腔热灌注化疗术后患者自我护理需注意什么

腹腔热灌注化疗后:①术后可能留置的管道包括四条腹腔灌注管、胃管、尿管,要注意观察有无腹痛、腹泻等不良反应。四条腹腔灌注管夹闭期间,患者勤翻身,可每15~30分钟变换体位,以确保药物均匀分布到肿瘤表面,达到最佳治疗效果。顺序为:右侧位,左侧位,仰卧位,坐位,如此循环3~4次,使腹腔内肿瘤小结节持续浸泡于化疗药中,让化疗药物充分作用到腹腔各部位发挥最佳作用。医生给予开放引流管后,宜取半坐卧位或坐卧位,以利于液体引流。②如果是用于多次治疗的腹腔置管,注意腹腔置管的维护,应妥善固定各条管道,要防止管道的脱落及堵管,特别注意翻身、起床活动前应首先将管道固定妥善,然后再进行相关活动。③密切观察穿刺部位有无红肿、硬结及渗出等。学会观察各引流管里引流液的颜色、性质,并注意量的变化,如果出现异常,及时告知医护人员。④化疗后患者需要清淡饮食,化疗期间患者多饮水,最好每日尿量在2 000毫升以上。⑤康复期需学会自我监测,监测内容包括:体重(晨起如厕后空腹状态测量,每周1次,做好记录),腹围(晨起如厕后空腹状态测量,平卧位绕脐水平一圈,每周1次,做好记录,每次测量应同一位置),有无相关症状如腹胀、腹痛、恶心、呕吐、食欲下降、头晕、心悸等。若监测内容出现异常,及时返院就诊。按医嘱定期复查血常规、血生化及肿瘤指标等。

9. 腹腔热灌注化疗术后患者为何要严密观察其呼吸状况

开腹或腹腔镜下腹腔热灌注化疗常规用气管内插管、静脉复合麻醉。手术结束患者清醒后送回病房，虽然麻醉已经终止，但患者受麻醉药物的影响并未完全消除，在此时期，潜在的危险并不亚于麻醉诱导期，对患者构成威胁的主要原因是呼吸道梗阻，其原因有：①肌肉松弛药的残余作用：手术中为获得满意的麻醉效果，便于手术操作，常规应用肌肉松弛药，它能使肌肉松弛，呼吸肌麻痹，呼吸停止，此时用呼吸机辅助呼吸。手术结束后，自主呼吸恢复，拔除气管插管，送回病房。由于肌肉松弛药的残余作用或麻醉、镇痛药等，引起呼吸抑制延长和继发性呼吸困难，发现此情况，要给予积极的处理，如吸氧、抬起下颌关节，必要时请麻醉科再次行气管内插管，以防止因呼吸肌麻痹而致呼吸心跳骤停。②术后由于保护性反射不足，呼吸道分泌物不能咳出，造成下呼吸道阻塞，呼吸时有痰鸣音，此时应给予叩背协助排痰，必要时作吸痰处理。③反复的强行气管内插管可引起咽部组织充血水肿，术后呼吸困难进行性加重。④通气量不足，麻醉深或术前应用镇痛药物，它们对呼吸具有一定的抑制作用，引起通气量不足。做好术后患者呼吸的观察，防止不良后果和意外事故发生。

10. 腹腔热灌注化疗术后每个患者都要吸氧吗

单纯 B 超引导置管腹腔热灌注化疗手术较小，相对比较安全，一般患者术后无需给予吸氧，但病情较重者术后应视情况给予氧气吸入；细胞减瘤术后腹腔热灌注化疗术后应常规给予氧气吸入。这是因为：①手术时间长者：氧气吸入，加大肺换气可防止和减少高碳酸血症；②出血多者：由于手术不顺利，术中出血多致血流动力学发生变化，影响血氧交换；③老年患者、心功能低下者：老年人往往肺功能低下，少数患者患有心、肺疾病造成肺呼气、换气功能不足，减少了 CO_2 的弥散过程；④术前有心、肺、肝、肾功能不全者，氧气的吸入可促进患者康复。

11. 为什么部分患者腹腔热灌注术后会发热

手术后第 1～3 天，患者常常会发生低至中度发热，一般不超过38.5℃，称为吸收热。这是由于手术对组织的损伤，蛋白质分解产生的无菌坏死物质被吸收后引起的一种防御反应。术后一定程度的发热可提高机体对术后并发症的防御能力。因为发热可使体内白细胞增加，吞噬作用加强,抗体形成增加与肝解毒功能增强,有利于消除病原菌,如细菌等。发热时患者会感觉不适,如呼吸增快,脉率增加、心慌、出汗等,这种不适是发热的一般临床表现,而实际上发热时心跳加快,心排血量增加,呼吸加深、加快,可使组织的氧供应增加,以满足机体发热时代谢增加的需要。同时,由于呼吸加快,心排血量增加,可增强散热,所以术后发热一般不需降温处理。术后发热体温多在 37~38.5℃ 之间,一般 3 天左右逐渐恢复正常。若术后 3 天以后出现发热、术后发热超过 38.5℃ 或退热后又发热,这就要考虑为其他原因引起的发热,如切口感染、腹腔残余感染、引流管不畅,或并发肺部感染等并发症,此时需给予相应的处理,如应用抗生素等。

 ## 12. 腹腔热灌注化疗后出现发热需要如何处理

在腹腔热灌注化疗治疗过程中,常见的不良反应有:多汗、心率增快、发热和消化道反应等。腹腔热灌注治疗时,我们常用的热灌注的治疗温度——腹腔 43℃、膀胱 45℃、胸腔 46~48℃,持续 60~90 分钟,由于热传导作用腹腔热灌注治疗期间可能出现发热,治疗时患者体温会稍有上升,但一般不高于 38.5℃,无需特殊处理;若治疗结束后患者体温持续高于 38.5℃,则要排除是否合并感染等其他因素,无感染则可予以物理降温。

 ## 13. 开腹细胞减瘤术腹腔热灌注化疗有的患者为什么解不出小便,怎样处理

开腹手术后部分患者术后引起排尿困难,主要是麻醉或手术所致。①不同的麻醉方式对患者术后排尿的影响不同,特别是椎管内麻醉患者,麻醉后由于支配膀胱的神经没有完全恢复,患者出现排尿困难,给患者临时留置尿管,待患者麻醉完全清醒,肌力完全恢复后可恢复排尿功能。②部分患者排尿和手术有关,手术可能能致支配膀胱的神经损伤,这类患者通常需要留置尿管一段时间,采用营养神经的药物,让支配膀胱的神经充分恢复之后则可恢复排尿。③部分患者留置尿管期间尿管长期开放,膀胱长期处于排空状态,导致大脑和脊髓对膀胱充满感知障碍,中枢部发出的收缩信号传导至膀胱致排尿困难,特别是对于年龄较大且患有前列腺增生肥大的男性患者,此作用更为明显。可通过膀胱训练方式,留置尿管期间定期夹闭、开放尿管,让膀胱有充盈、排空感觉,最终恢复正常排尿功能。④部分患者不适应术后卧床排尿从而出现术后解不出小便的情况,故术前患者要训练在床上平卧解小便。这样术后才不至于纠正不过来站立

或蹲下排尿的习惯。⑤不要在膀胱内尿液很多时才解小便,特别是前列腺肥大患者。如果膀胱内尿液很多时才解,患者由于尿急而紧张,就易造成排便困难。因此让患者有尿意就进行排尿。对此,可以在膀胱区按摩、热敷,以及让其听流水声;针刺足三里、阴陵泉;以上方法都无效的情况下,可以在无菌操作下进行导尿,或留置导尿的方法解决。

 14. 腹腔热灌注术后发生呃逆的原因是什么

腹腔热灌注化疗术后发生呃逆并不少见,但其发生率远低于剖腹探查手术。发生的原因可能与体内代谢紊乱影响中枢神经系统或膈神经末梢直接受血性液体或气体等刺激致膈肌痉挛性收缩有关,也可为术后胃肠胀气所致,但多为暂时性,少数为顽固性。顽固性呃逆不仅影响患者休息,消耗其体力,而且也造成手术切口疼痛,增加肺部并发症,加重患者精神负担。

 15. 腹腔热灌注术后发生呃逆如何处理

呃逆治疗方法有:①深呼吸:做几次深呼吸,往往在短时内能止住。②穴位按压:呃逆频繁时,可自己或请旁人用手指压迫两侧的"少商"穴。"少商"位于大拇指甲根部桡侧面,距指甲缘约 0.6 厘米,在背侧和掌侧皮肤交界处。压迫时要用一定的力量,使患者有明显酸痛感。患者自行压迫可两手交替进行。③按摩:取一根细棒,一端裹上棉花,放入患者口中,用其软端按摩前软腭正中线一点,此点的位置正好在硬、软腭交界处稍后面。一般按摩 1 分钟就能有效地控制呃逆。④喝水弯腰法:将身体弯腰至 90℃时,大口喝下几口温水,因胃部离膈肌较近,可从内部温暖膈肌,在弯腰时,内脏还会对膈肌起到按摩作用,缓解膈肌痉挛,瞬间达到止嗝的目的。⑤屏气法:直接屏住呼吸 30~45 秒。⑥咽部刺激法:取一根干净的筷子或两只棉签放入口中,轻轻刺激上腭后 1/3 处或悬腭垂,打嗝症状会立即停止。但心肺功能不好的人慎用此法。⑦惊吓法:趁不注意猛拍一下打嗝者的后背,也能止嗝。因为惊吓作为一种强烈的情绪刺激,可通过皮质传至皮下中枢,抑止膈肌痉挛。但有高血压、心脏病的患者应慎用。⑧纸袋呼气法:用一个小塑料袋,罩住自己的口鼻,进行 3~5 次的深呼吸。用呼出的二氧化碳重复吸入,增加血液中二氧化碳的浓度,抑制打嗝。⑨伸拉舌头法:打嗝不止时,用一块干净纱布垫在舌头上,用手指捏住舌头向外伸拉。此时,会感到腹部有气体上升,打嗝自然消除。⑩喷嚏止嗝法:打嗝时,如果想办法打个喷嚏,就可以止嗝,可以用鼻子闻一下胡椒粉即可打喷嚏。⑪因胃肠胀气所致的呃逆,可放置鼻胃管,持续胃肠内积气、积液减压。⑫口服镇静或解痉药,如氯丙嗪,安定可能控制多数呃逆。如经上述处理效果不佳,在排除膈下感染的可能性后,可在颈部或经锁骨上间隙作患侧膈神经普鲁卡因封闭,多可取得较好的疗效。

 16. 腹腔热灌注化疗患者术后有效咳嗽咳痰的方法及技巧是什么

有效咳嗽是腹腔热灌注化疗患者预防术后肺炎的关键。①有效的咳痰法(轻度咳嗽咳痰者):患者取坐位或半坐卧位,屈膝,上身前倾。缓慢深呼吸数次,屏气3秒,然后张口连咳3声,腹肌用力腹壁内缩,咳嗽时手按压在切口两侧,减轻咳嗽引起的伤口疼痛。重复以上动作,连续做2~3次后,休息和正常呼吸几分钟再重复开始。②拍背排痰:患者坐位或者侧卧位,操作者手指指腹并拢,使掌侧成杯状,以手腕力量,从下而上,由外向内,迅速而有节律叩击背部,术后24小时内,每1~2小时翻身叩背,每次叩击5~15分钟,操作中观察患者反应,观察痰液颜色性质。③雾化吸入。④鼓励患者早期离床活动,其目的是预防肺不张,改善呼吸循环功能,有效排痰,增强胃肠蠕动,促进食欲,利于康复。

 17. 腹腔热灌注化疗患者术后早期有效咳嗽排痰有什么好处

术后患者因为切口疼痛,咳嗽时腹部切口缝线牵引,患者大多不愿意主动咳嗽。与患者和患者家属沟通时,发现许多人都有一个错误的认识:只要手术做得好,就能康复快、出院早。实际上,术后患者咳嗽、咳痰不到位,容易出现肺部感染、肺不张等术后并发症,从而出现胸闷、憋气、气喘等症状,影响患者康复,不能按时出院。有效的咳嗽、咳痰可以帮助腹部手术后患者有效排出呼吸道分泌物,增强肺通气量,预防肺不张、肺炎的发生以及减轻腹部伤口缝合处的张力,减轻患者的疼痛;有效咳出痰液,改善患者呼吸状况,解除呼吸道梗阻,控制肺及支气管炎症,减少患者痛苦,术后有效的咳嗽排痰是影响术后早期康复的重要因素!早期康复可缩短患者的住院时间,因此,患者掌握咳嗽的技巧与方法十分必要。

 18. 腹腔热灌注化疗后为何需要注意更换衣服,预防感冒

人体体温的调节是通过下丘脑体温调节中枢控制的,并通过神经体液调节产热与散热平衡,从而调节体温,如果产热与散热失去平衡,就可出现发热或低体温。一般手术后当天患者体温多不超过 38℃,经过腹腔热灌注化疗后的患者,由于术中大量出汗,衣服会湿透,由于蒸发散热,甚至可能出现术后体温偏低易感的状态。如果患者进行腹腔热灌注化疗后不及时更换衣服,甚至出现感冒,那么体内的免疫力就会进一步下降,可能导致患者合并细菌感染(肺炎、切口感染)等并发症的发生。因此,腹腔热灌注化疗后需要预防感冒,及时更换衣服,避免着凉。

 19. 腹腔热灌注化疗后可不可以侧身睡,腹腔热灌注化疗后为何需要勤翻身

　　腹腔灌注化疗药物后需要患者卧床一段时间,腹腔热灌注化疗麻醉清醒后,生命体征平稳是可以侧身睡的。腹腔热灌注化疗过程中,灌注液体含有化疗药物,灌注液 4 000~5 000 毫升,灌注后仍会保留部分液体在腹腔内,故灌注化疗结束后医生会暂时夹闭引流导管,通过充分接触加强药物吸收达到抗肿瘤的目的,腹腔容积较大,部分灌注液未能充满腹腔,需要不断调整体位,最好经常地左右翻身,平卧与侧卧交替,让化疗药物充分作用到腹腔各部位,提高化疗药物吸收达到最佳疗效。引流导管开放后,患者需要取半坐卧位或坐位,引流液引向盆腔,利于放置于盆腔低位的引流管把液体有效引出。

　　腹腔热灌注化疗术后勤翻身能有效预防压疮,每次翻身要检查局部受压部位有无红肿,翻身后应将床单铺平整,并保持清洁、干燥,保持患者舒适的卧位,并将床栏升高,防止患者坠床,确保安全。患者身上置有导管及各种引流管、尿管,翻身时应注意防止其牵引脱落、折曲、外压,翻身前要松解开,翻身后要检查管子是否脱落受压、折曲。协助患者翻身动作宜轻而稳,避免拖、拉、推,每次翻身时帮患者轻叩背部,鼓励患者咳嗽咳痰,能有效预防术后肺炎发生。

 20. 腹腔热灌注化疗后患者适合什么体位

　　腹腔热灌注化疗术后应轻稳地将患者搬运至病床上,取平卧位,注意保护各条引流管、输液管道。腹腔热灌注化疗结束,腹腔内留有部分灌注液,为使化疗药进一步在腹腔内均匀分布以提高疗效,待患者完全清醒,生命体征平稳,协助患者每 15~30 分钟更换体位,以左右侧卧、仰卧、头低足高和头高足低位等姿势轮换为佳。更换体位时,注意观察患者的反应,当患者不能耐受时,可适当缩短每种体位的持续时间,增加变换次数。如患者出现不可耐受的不适,则不可强行变换姿势,应及时通知主管医生和护士。

 21. 腹腔镜辅助腹腔热灌注化疗后为什么会产生皮下气肿,要紧吗

腹腔镜手术一般选用二氧化碳气体建立气腹,气腹的建立后腹腔压力增高必然产生一些副作用,皮下气肿就是其中的一种,发生率约为 0.5%,多发生于老年、手术时间较长、气腹压较高的病例,可发生在面、颈、上肢、胸、腹及股上部等,物理检查除上述部位有明显肿胀外,还有大量的皮下捻发音存在。其发生的主要原因有:①气腹针在气腹时气体注入腹膜外间隙;②腹腔内气腹的二氧化碳经穿刺鞘周边进入皮下组织;③反复穿刺,穿刺鞘偏离首次穿刺部位;④使用扩张器后,致使皮下组织及腹膜与套管紧密程度较差,气体从这些缝隙进入腹膜与皮下组织之间;⑤穿刺口过大;⑥气腹机灌注量过大或调节失灵等。皮下气肿一般无须特殊处理,待术后气腹解除,2~3 天多可自行吸收消散;⑦严重患者可于手术后用粗针头穿刺排气,并用双手将气体从戳孔排挤出。

 22. 腹腔热灌注化疗术后管道护理知识

术后可能置留的管道包括 3~4 条腹腔灌注管、胃管、尿管以及输液管等,应保持各条管道妥善固定,特别注意翻身、起床活动前应首先将管道固定妥善,然后再进行相关活动。其次,除了四条腹腔灌注管夹闭外(医生会定时给予开放),应保持其他管道引流通畅,防止其扭曲、折叠、受压。学会观察各引流管里引流液的颜色、性质,并注意量的变化,如果出现异常,及时告知医护人员。

 23. 腹腔热灌注化疗后如何进行引流管护理

腹腔热灌注化疗后引流管护理包括:①固定与通畅:妥善固定各条引流管,避免管道扭曲、受压、牵拉、脱出等,记录各条引流管的走行方向与置入深度,标识清晰,保持引流通畅。②观察与记录:密切观察并记录引流液的颜色、量、性质的变化情况。首次术毕行腹腔热灌注化疗,引流液呈淡红色液,之后逐渐变淡,呈淡黄色水液样。若引流液颜色鲜红或有浑浊现象,提示有出血或感染,及时报告并协助医生处理。③更换引流袋:根据灌注情况,定时更换引流袋,更换引流袋时严格执行无菌操作原则。同时,由于引流液含有化疗药物残留,操作时应戴无菌手套,做好职业防护,避免引流液溅到皮肤。一旦引流液污染皮肤,立即使用温和无添加剂的肥皂或皂液彻底清洗。医疗垃圾及引流液应规范处理,减少化疗药物对环境的污染。④拔管:根据病情与治疗进展,按需配合医生拔除相应管道,详细记录拔除管道种类、拔管时间。

 24. 腹腔热灌注化疗后胃管、尿管何时拔除

单纯的腹腔热灌注化疗可以不需要留胃管和尿管,除非有大量腹水为防止胃液反流可以插胃管,具体胃管、尿管的留置主要根据患者的疾病情况和一般状况判断肿瘤切除手术是否需要。按照快速康复的理念和指南,择期腹部手术不推荐常规放置鼻胃管减压,可降低术后肺不张及肺炎的发生率。如果在气管插管时有气体进入胃中,术中可留置鼻胃管以排出气体,但应在患者麻醉清醒前拔除;对于导尿管的留置也是建议一般 24 小时后应拔除导尿管。

 25. 腹腔热灌注化疗后如何进行伤口护理

腹腔热灌注化疗后要及时进行伤口护理,包括:①常规护理:按照外科手术术后伤口常规护理,注意观察伤口及引流管口周围皮肤有无红、肿、热、痛等症状,敷料有无渗血、渗液、脱落等,保持敷料清洁、干燥,严格执行伤口换药操作规范;②灌注管口周围皮肤护理:腹腔热灌注治疗后,灌注管周渗液较多,渗出液颜色同管内引流液,应密切观察管周渗出情况,及时更换敷料,使用含碘消毒液消毒管周皮肤,保持局部皮肤清洁干燥。

 26. 为防止腹腔热灌注化疗后引流管堵管,灌注结束后是否也需要用肝素封管

灌注结束后不建议使用肝素封管。肝素是一种抗凝剂,在体内外均可以起到抗凝作用,所以一旦进入腹腔后会加重出血概率,因此灌注结束后引流管仅需接引流袋或密封瓶,持续引流、密切观察。此外,正确的置管位置是保障灌注过程顺畅的前提,尽早开始灌注是减少堵管的最重要措施。堵管原因一般多为网膜、血凝块、纤维素渗出堵塞侧孔所致,此时可通过:

①调整灌注出入水方向、将被堵管道作为出水口增加灌注速度;②使用生理盐水冲管的同时旋转管道;③保证外科无菌消毒后,拔出部分管道至其侧孔并调整管道方向再还纳入腹腔;通过以上措施处理一般都可以疏通,实在无法疏通一般是由于置管位置不当造成的;因此,规范、准确的置管位置、尽早开始灌注治疗对于灌注过程顺利安全有效至关重要。

 27. 腹腔热灌注引流管口周围红肿、渗液如何处理

　　腹腔热灌注化疗通常会留置 3~4 条腹腔引流管,人体的免疫系统对于进入人体异物都有天然的排斥反应,排异反映的主要表现为管口疼痛、局部红肿。部分患者反应表现明显,有的时候引流管管口有少量的黄色分泌物。这是正常的现象,由于引流管对局部的组织有刺激,可以发生少量的渗液,属于正常的现象,一般分泌物不多,加强换药,注意无菌保护,拔除引流管后红肿渗液会很快好转,故不需担心。如果发现引流管口有大量渗液渗出。这个时候要查积液的原因,手术后引流管口一直渗液分为两种状态:①引流管没有拔除时,引流液从管口周围渗出,一般表示可能引流管被堵塞了,引流液无法从引流管流出,所以才从管口周围出来。需要冲洗引流管,让引流管保持通畅状态,管口渗液的情况自然会消失;如果因为腹腔内压力过高引起渗液,可在引流管口缝合处理或使用造口袋收集渗液处理。对于有溢出风险的引流管口可提前使用一件式造口袋密封式收集渗液,可有效避免污染周围环境。②如引流管已拔除,管口渗液就是残留的渗液,流干净之后自然就没有了。如果引流液的量比较大,可以将引流管口缝合处理,然后定期复查彩超,判断渗液的情况便可。

 28. 腹腔热灌注化疗后腹腔引流液外渗怎么办

　　因腹腔灌注化疗的灌注液体含化疗药物,故腹腔引流液含有细胞毒性,当发生腹腔液体渗出时要按照化疗药外溢及时处理:清除溢出物的人员必须穿戴好防护服、双层手套和眼罩。液体应用吸收性的织物布块吸干并擦去。被溅出的药剂污染的人员必须脱去被污染的衣服,受到污染的部位皮肤必须用肥皂清洗或用清水冲刷干净。更换污染的敷料、污染的衣服、床单,污染物应放入细胞毒药物垃圾袋并封口,再放入另一个放置细胞毒废物的垃圾袋中。所有参加清除溢出物员工的防护工作服应丢置在垃圾袋中并做好标记;记录以下信息:药物名称、大概的溢出量、溢出如何发生、处理溢出的过程、暴露于溢出环境中的员工、患者及其他人员;通知相关人员注意药物溢出。接触了腹腔热灌注化疗渗出液的家属,应用大量水冲洗干净污染部位。

 29. 腹腔热灌注化疗后引流管颜色出现淡红色,是出血了吗

腹腔热灌注化疗过程中如果引流管颜色为淡红色,可通过动态观察流出灌注液的颜色来进行判断是否合并腹腔出血,若颜色短时间内明显变红,则有可能发生了腹腔出血。而如果颜色一直都为淡红色,可能是患者术后进行腹腔热灌注化疗,创面微量渗血所引起的,还有可能是因为置管孔处渗血流入腹腔所引起的。腹腔引流液的颜色只是出现淡红色,不必过度惊慌,只需报告主管医生和护士,注意动态观察引流液即可。

 30. 腹腔灌注化疗后腹腔引流管液体颜色乳状改变,是感染了吗

部分患者热灌注化疗前腹腔引流颜色清亮,热灌注化疗后腹腔引流颜色变浓稠伴有乳状改变,是因为热灌注过程中,热化疗使部分小肿瘤变性坏死,灌注机械冲刷物理作用使附着于淋巴管上的肿瘤坏死组织被冲刷脱落,淋巴液渗出所形成的乳糜样改变,部分附着腹腔内的肿瘤坏死组织冲刷脱落后创面会有少量渗血情况,渗血与淋巴液、坏死组织混合形成粉红色乳状改变,因淋巴液成分与血浆相似,含有大量蛋白质,含有纤维蛋白原,肠道的淋巴液来源于肠道吸收食物后产生的大分子脂肪和蛋白,其外观呈牛奶状。此情况并非感染,但需要通过检查引流液及时发现或排除感染情况。这种情况待创面愈合后会好转。

 31. 体腔热灌注治疗后何时拔除灌注管道

放置灌注管道是完成体腔热灌注治疗的必要条件,术后要妥善固定各条灌注管道,避免管道扭曲、受压、牵拉、脱出等。患者身体留置管道、伤口疼痛等因素一定程度上会影响患者活动,原则上灌注结束后应尽早拔除引流管,以便患者下床活动利于患者康复。另外,术后要密切观察并记录引流液的颜色、量、性质的变化情况。首次术毕行体腔热灌注治疗,引流液呈淡红色液,之后逐渐变淡,呈淡黄色水液样,若引流液颜色鲜红或有浑浊现象,提示有出血或感染,要及时报告护士或者医生尽早处理,待引流液的量变少、颜色变清后可拔除灌注管道。胸腹腔灌注疗程结束后留一根作为普通引流管使用,其余管道可立即拔除或隔日拔除,剩余的一条引流管按常规引流管原则视术后恢复情况决定何时拔除;膀胱热灌注化疗后如果没有其他原因需要留置尿管,则治疗结束后即可拔除。最好在灌注结束后人工开闭尿管数次,患者有尿意时打开,无尿意时夹闭,反复几次后再拔除有利于患者膀胱括约肌恢复。

 32. 腹腔热灌注化疗后引流管什么时候能拔

　　腹腔热灌注化疗后拔管时间主要是根据患者的具体情况来确定。腹腔热灌注化疗一般放置 4 条灌注管,放置灌注管道是完成腹腔热灌注化疗的必要条件,左下腹、右下腹穿刺点放置灌注管,左上腹、右上腹穿刺点放置流出管,按疗程(预防性 1~3 次,治疗性 3~5 次)完成治疗,每次间隔24~48 小时,原则上灌注结束后应尽早拔除引流管,以便患者下床活动利于患者康复。但如果出现如腹腔感染、腹膜炎等并发症的情况,为保障治疗安全,拔管的时间可能要延后。

 33. B 超引导下腹腔热灌注化疗患者需要禁食吗

　　B 超引导下腹腔热灌注化疗多采用非气管插管静脉全麻方式,麻醉时间短,手术对胃肠功能影响较小,对患者创伤性小,安全性高,是目前热灌注化疗患者的主要置管方式。但因腹腔热灌注化疗过程中,大量液体灌入腹腔,腹腔内压力增高,膈肌上抬,容易致胃内容物反流,故腹腔热灌注化疗前常规仍需术前禁食 6 小时,必要时留置胃管防止因腹腔压力增大所致的胃内容物误吸入肺,灌注化疗结束恢复清醒无异常情况即可恢复正常饮食。

 34. 腹腔热灌注治疗后的饮食需要注意哪些

　　恶性肿瘤患者的营养状况一般较差,热疗、手术创伤等应激反应可使患者机体代谢紊乱的状况进一步加重,从而加重营养不良,降低了机体免疫力,导致并发症增加,患者康复延迟。因此,腹腔热灌注治疗前后要给予患者营养支持,改善患者的营养状况,提高机体的耐受力,使患者顺利完成规范治疗。腹腔热灌注治疗术后禁食患者需要给予全肠外营养,从静脉补足营养物质与能量,待患者胃肠功能恢复后,尽早开始肠内营养,并根据患者的耐受度逐步过渡至全肠内营养,鼓励患者尽早经口自主进食,循序渐进,逐步过渡恢复至普食。腹腔热灌注治疗过程患者因出汗较多,消耗较大,术后能进食患者可进食高蛋白、高热量、高维生素和易消化的食物,保证饮食的色香味,促进患者食欲,增加牛奶、豆类、水果等摄入,避免油炸及刺激性食物。

 ### 35. 开腹或腹腔镜辅助细胞减瘤术腹腔热灌注化疗需要禁食多久

患者手术禁食的时间是依据患者的手术治疗方式和患者的具体情况来决定的,手术前禁食也是腹腔热灌注化疗常规的胃肠准备。开腹或腹腔镜辅助细胞减瘤术的腹腔热灌注化疗患者,采用的是气管插管全身麻醉方式,一般都是从术前 8~12 小时就开始禁食,术前 4 小时开始禁止饮水,主要目的是防止麻醉和手术过程中出现呕吐,从而导致窒息,或者是吸入性肺炎。对于结直肠的手术,需要术前 2~3 天就开始进食流质饮食,术前 1 天清流饮食,以保证肠道清洁,减少术中污染。只是单纯置管的腹腔镜辅助热灌注化疗全麻术后禁食禁饮的时间为 6 小时。如果胃的手术联合腹腔热灌注化疗,则术后禁食禁水的时间在 5~7 天,这是由于胃手术后需要足够的时间保证胃切口的愈合。其他的腹部手术如肠道手术,禁食禁水的时间点需要等待肠功能恢复,肛门排气后开始饮水,肠功能恢复的时间,正常情况下在 48~72 小时。如果患者开展加速康复外科手术,禁食时间延后至术前 6 小时禁食固体,术前 2 小时禁饮。术后 1 天恢复清流饮食,术后第二天恢复流质饮食。故腹腔热灌注化疗患者禁食时间需依据主管医护人员饮食健康指导进行。

 ### 36. 腹腔热灌注化疗后为何需要补充蛋白

腹腔热灌注治疗通常会注入大量的生理盐水或葡萄糖、化疗药物等,灌注液通过腹盆腔、肠系膜、腹膜等器官血管网部分吸收,同时灌注过程会导致腹水大量丢失,导致低蛋白血症。白蛋白是人体内一种非常重要的蛋白质,对人体具有重要的营养和运输作用,还能起到维持体内渗透压的作用。蛋白质是人体基础生命物质之一,它可以调节人体生理功能,是人体必需的营养元素。如果白蛋白的水平明显下降,就会导致全身性的水肿。低蛋白血症的患者,体内往往呈高凝状态,患者随时有发生体内动脉或静脉栓塞的风险。白蛋白过低可能还会影响某些激素的水平,导致体内出现激素功能紊乱。严重时还会出现胸腔积液、腹腔积液、心包积液,导致胸闷气短,呼吸困难,腹胀,恶心,呕吐等症状。患者如果合并感染,还会出现发热,咳嗽,咳痰等感染相关症状。因此,一旦出现低蛋白血症,一方面患者从饮食上需要加强蛋白质的摄入,另一方面医生会依据患者情况给予静脉补充人血白蛋白。医生予静脉补充白蛋白前建议患者先进餐或静脉补充热卡,以免因患者热量不足导致白蛋白转化为热量消耗了,降低治疗效果。

 ## 37. 腹腔热灌注化疗前后该怎样补充营养

无论细胞减瘤术后腹腔热灌注化疗患者还是 B 超引导或腹腔镜辅助置管腹腔热灌注化疗患者,营养状况一般较差,应常规加强患者的营养支持。具体治疗方法如下:①治疗前,如果肠道功能正常,患者经口进食营养物质均衡的普通饮食,参考健康膳食宝塔。如通过普通饮食仍无法满足能量需求,应经口摄入额外的营养补充剂,如肠内营养粉剂(如安素)、整蛋白型肠内营养剂(能全素)、免疫增强型营养制剂等(必须先进行专业营养咨询,根据医护人员处方合理使用上述营养补充剂)。如需补充上述营养补充剂,建议于治疗前 5~7 天即可开始补充,并至少持续至治疗完成后 5~7天。如经营养咨询和口服额外的营养补充剂后,依然无法满足能量需求,医生与营养师会结合患者情况使用肠内营养甚至联合肠外营养给予能量补充。②治疗后,待患者一般状态稳定,营养支持越早开始越好。在肠蠕动恢复前,医生会先给予患者肠外营养,待肠蠕动恢复后即可开始肠内营养,首选口服营养补充(无渣液体),若无法经口摄入营养物质,医护人员会经鼻胃管给予肠内营养。早期肠内营养与肠外营养可联合应用,然后根据患者耐受度逐步过渡到全肠内营养。

 ## 38. 腹腔热灌注化疗康复期需要自我监测哪些方面

腹腔热灌注化疗康复期自我监测内容包括:体重(晨起如厕后空腹状态测量,1 次/周,记录),腹围(晨起如厕后空腹状态测量,平卧位绕脐水平一圈,1 次/天,记录),血压,有无相关症状如腹胀、腹痛、恶心、呕吐、食欲下降、头晕、心悸等。出现异常,及时返院就诊。

 ## 39. 腹腔热灌注化疗康复期怎样运动

腹腔热灌注化疗术后应避免运动量下降,如机体状况允许,应尽量尽快地恢复到个人日常正常运动量。成人(18~64 岁)患者每周尽量进行

150 分钟的中等强度或 75 分钟的高强度有氧运动,或者等量中高强度混合的有氧运动;每次运动应至少坚持 10 分钟,并须将周活动总量均匀分配到日常;并且每周至少须进行 2 天的全身力量(肌力)训练。老年(≥65 岁)及有相关合并症的患者须与专科医生共同协商个人运动计划。合并严重贫血者,除了日常生活起居基本活动外,专门的运动应待到贫血改善后再逐步开展;合并免疫功能低下者,运动时应避免去公共场所,直至白细胞计数恢复到正常;有严重癌因性疲乏者,应每天至少进行 10 分钟的轻度活动;合并有严重周围神经病变,或因运动失调导致四肢肌力下降,或平衡性下降者,可开展类似骑固定自行车类的锻炼。

 40. 腹腔热灌注化疗术后怎样促进肠功能尽快恢复

腹腔热灌注化疗术后可首先通过活动来增强肠蠕动尽快恢复。具体措施为:①患者生命体征平稳、治疗后 2 小时后,患者即可在床上开始进行早期活动,如上肢功能锻炼与下肢功能锻炼;定时翻身(至少 1 次/2 小时)。②治疗后 24 小时,病情稳定,应尽量开始早期下床活动,早期以 5~10 分钟/次,2~3 次/天,以坐床边与绕床活动为主;待下床活动适应后,可根据自身的耐受度,循序渐进地增加活动时间与强度。

同时可以尝试部分中西医结合措施来促进肠功能的恢复,包含:①咀嚼口香糖,除有咀嚼困难、有牙齿疾患、假牙/补牙松动、低龄儿童患者外,其余患者待治疗后意识完全清醒后,可咀嚼无糖口香糖,3 次/天,15~60 分钟/次;②穴位按压:患者生命体征平稳后,即可开始按压足三里穴位,3 分钟/次,3 次/天;③口服四磨汤口服液:需由专科医生开处方并按照医生指导进行服用;④开塞露塞肛:若因肠功能恢复延迟引起腹胀、腹痛,须告知医生,按医生医嘱及指导使用;⑤必要时医生会根据患者情况给予超声电导仪治疗,以促进肠功能恢复。

41. 腹腔热灌注化疗术后早期活动有什么好处

术后该怎么养?大部分人会说:"躺着静养。"而事实上这是个误区,长期卧床会增加肺部感染、栓塞、肠粘连等并发症的发生率。手术后应根据病情及自身情况,按照医护人员的指导尽早活动。那么早期活动具体有哪些好处呢?①防止肺部并发症:全麻手术经历了气管插管后,呼吸道可能会受到不同程度的刺激,再加上长时间卧床会使肺部活动减弱,手术后患者常因为伤口的疼痛而不敢咳嗽、咳痰,容易使呼吸道内的分泌物堆积在肺内引起肺炎。如果术后早期下床活动,或者不能下床时在床上进行翻身活动,积极做呼吸功能锻炼,可以减少肺部并发症的发生;②防止下肢静脉血栓形成:卧床期间血液循环速度减慢,容易形成血栓。如果术后早期下床活动,不能下床者在床上经常做伸屈腿运动,促进血液循环,可预防发生血栓;③促进伤口愈合:早期活动可以改善局部血液循环,更多的新鲜血液循环到伤口处,有效地将氧、营养物质、电解质等带给细胞,从而促进细胞的新陈代谢,并带走细胞的代谢产物,更有助于伤口愈合;④防止腹胀:腹部手术后,长时间卧床会导致肠蠕动缓慢,容易发生肠梗阻、肠粘连等并发症。若能早期活动,可促进肠蠕动,恢复肠功能,预防肠粘连;⑤预防尿潴留:术后有些人可能由于疼痛或麻醉会引起排尿困难,需要导尿才能排出,如早期适当活动可以防止这种情况,顺利排尿;⑥增强信心:很多患者越是害怕越是不敢动,但经过起床、站立、走几步的实践后,慢慢减少了顾虑和恐惧感,便可以增强战胜疾病的信心;⑦缩短住院时间,减少住院费用。

 42. 做完腹腔热灌注治疗后多久可以出院

出院时间主要根据患者腹腔热灌注治疗方法的不同,出院时间也会略有差异,一般都在治疗结束后 3~10 天。其次还要根据患者术后恢复情况而定,一般腹腔热灌注疗程结束拔管后如患者无不适、临床无特殊治疗即可出院,为了保证疗效最大化,建议术后尽早开始腹腔热灌注治疗,预防性灌注 1~3 次,治疗性灌注 3~5 次,每次间隔 24 小时,正常术后一周之内都可以完成整个疗程,同时给予患者腹腔热灌注治疗有良好的安全性,毒副作用少,并不增加术后并发症的发生,因此不会影响正常出院时间。

 43. 腹腔热灌注化疗什么时候应该返院随访

腹腔热灌注化疗患者出院后需定时返院复查,一般出院后 1 个月、3 个月、6 个月、12 个月均须返院复查,然后每 6 个月返院复查一次。其目的是了解患者出院后的疗效、病情变化和康复情况;听取患者及亲属对返院继续治疗的需求、顾虑及困难;对患者药物治疗及康复进行指导;对病情变化的处置及返院复诊提出建议;如出现任何不适,应及时返院就诊。

 44. 腹腔热灌注化疗随访应该准备什么

腹腔热灌注化疗随访是患者全程管理过程中不可或缺的重要环节,定期的随访可以使主管医生能够及时了解患者病情,并针对性地实施治疗方案,因此对于随访,患者应该积极配合。患者在腹腔热灌注化疗随访前应该准备:①于复查前1~2周前计划好返院复查时间,并通过医院提供的各种平台(官网挂号、官方微信公众号预约平台等)查看就诊医护人员的出诊时间,并进行预约挂号;②提前梳理需要咨询医护人员的问题,以便就诊时可以与医护人员进行高效交流;③准备好既往门诊病历、影像学资料(超声报告/CT片及报告/MRI片及报告)及相关检验报告单;④身份证、诊疗卡、医疗报销等相关资料等;⑤如上次复查时,医生告知本次复查需要进行相关空腹状态下的检查,则空腹按约定时间返院复查,并携带食物和水,以防低血糖的发生。注意复查时,需要一名亲属陪同,帮助与照护患者。

(卢家玲　巴明臣)

第四节　胸腔热灌注治疗患者的护理

 ## 1. 胸腔热灌注治疗前患者注意事项有哪些

胸腔热灌注治疗前,患者及家属在医生行知情告知并签署治疗知情同意书时应认真听讲,以解除在治疗之前对胸腔热灌注治疗的疑惑,有助于缓解紧张、焦虑、恐惧等情绪。对有疑问的地方充分咨询医师,严格遵从医生术前嘱托。主要内容有适当进行咳嗽、爬楼梯、呼吸锻炼等心肺功能锻炼。配合医护完成备皮、禁食、肠道准备,按医嘱停用或继续服用平日基础病治疗药物。陪床家属应积极学习协助患者翻身及帮助患者拍背排痰的方法等。此外,学习术后管道护理知识也非常重要,术后可能留置的管道包括两条胸腔灌注管、尿管、深静脉置管,应保持各条管道妥善固定,特别注意翻身、起床活动前应首先将管道固定妥善,然后再进行相关活动;遵医嘱保持其他管道引流通畅,防止其扭曲、折叠、受压;学会观察各引流管里引流液的颜色、性质、引流量的变化,如果出现异常,及时告知医护人员。

 ## 2. 胸腔热灌注治疗前及治疗后怎样调节心理状态

入院后应尽快熟悉病区环境、住院期间各项注意事项、主管医生、主管护士、同病房的患友,迅速熟悉适应环境。对于检查、治疗、环境、不适症状等有疑问时,及时咨询主管医生及主管护士,以消除自己的疑惑与忧虑。病情稳定时,多从事适合自身的放松事宜,如听喜欢的音乐、练书法、打太极拳、练气功、散步等,必要时可咨询专科护士或心理咨询师,学习相关放松疗法。心情不愉悦时,多与自己信赖的亲朋好友倾诉,学会释放压力,必要时可接受专业人员进行心理疏导。

3. 胸腔热灌注治疗后患者及家属注意事项有哪些

在胸腔热灌注治疗治疗后一般需禁食 6 小时,麻醉完全清醒后开始进食粥水等半流食,并逐渐过渡到正常饮食。同时治疗后当天需要心电监护仪监测生命体征,预防严重意外发生。一般第二天需要复查抽血了解血液成分、电解质、白蛋白等有无紊乱,必要时及时调整。胸腔热灌注治疗术后可能会出现轻度的气促、腹胀等不适,如出现任何不适,应及时告知医护人员进行针对性处理。胸腔热灌注治疗后患者因出汗较多,消耗较大,因此要为患者提供高能量输液,能进食患者可进食高蛋白、高维生素、易消化的食物,促进患者食欲,增加牛奶、豆类、水果等摄入,避免油炸及刺激性食物。胸腔热灌注治疗一般在术后第 2 天就可正常下地适当活动,以预防静脉血栓发生。若下肢出现肌肉疼痛、压痛,肢体肿胀、皮温升高等情况时,应警惕下肢深静脉血栓可能,及时告知医护人员。同时也要注意休息,避免劳累。

4. 胸腔热灌注治疗前后该怎样补充营养及监测营养状态

胸腔热灌注治疗前,如果肠功能正常,首要推荐患者经口进食营养均衡的普通饮食,适当加强高热量、高蛋白食物摄入。如通过普通饮食无法满足能量需求,应经口摄入额外的营养补充剂,如肠内营养粉剂(如安素)、整蛋白型肠内营养剂(能全素)、免疫增强型营养制剂等(请注意:必须先进行专业营养咨询,根据医护人员处方合理使用上述营养补充剂)。如需补充上述营养补充剂,建议于胸腔热灌注治疗前 5~7 天即可开始补充,并至少持续至治疗完成后 5~7 天。如经营养咨询和口服额外的营养补充剂后,依然无法满足能量需求,医师与营养师会结合患者情况使用肠内营养甚至联合肠外营养给予能量补充。

5. 胸腔热灌注治疗出院后事项及随访

胸腔热灌注治疗管拔除后引流管口缝线需要拔管后 2 周拆线,多数行胸腔热灌注治疗的患者在出院时尚未拆线,出院后需要视情况定期行引流管口换药,一般每3天1次,直至拆线。平日应保持适当低强度运动如散步等,同时保证休息,避免劳累;均衡饮食,适当加强高蛋白食物摄入。一般出院后1个月、3个月、6个月、12个月须返院复查,然后每3~6个月返院复查一次。如出现任何不适,应及时咨询主管医师,必要时返院就诊。

（薛兴阳　罗志明　丁丹丹）